Medicina do Amanhã

A Importância Estratégica da Inteligência Artificial

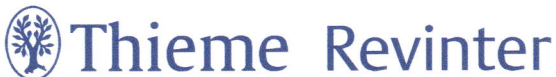

Medicina do Amanhã

A Importância Estratégica da Inteligência Artificial

Isabel Vieira de Figueiredo-e-Silva
Mestre em Cirurgia pela Universidade Federal do Estado do
Rio de Janeiro (UNIRIO)
Membro Titular da Sociedade Brasileira de Cirurgia Plástica (SBCP)
Membro da American Society of Plastic Surgeons (ASPS)
Professora Convidada dos Cursos de Pós-Graduação em Cirurgia Plástica da
UNIRIO e do Hospital de Força Aérea do Galeão (HFAG)
Diretora Adjunta do Departamento de Comunicação (DECOM) da SBCP –
Gestão: 2023-2025

Thieme
Rio de Janeiro • Stuttgart • New York • Delhi

**Dados Internacionais de
Catalogação na Publicação (CIP)
(eDOC BRASIL, Belo Horizonte/MG)**

F475m
   Figueiredo-e-Silva, Isabel Vieira de
   Medicina do amanhã: a importância estratégica da inteligência artificial / Isabel Vieira de Figueiredo-e-Silva. – Rio de Janeiro, RJ: Thieme Revinter, 2025.

   16 x 23 cm
   Inclui bibliografia.
   ISBN   978-65-5572-305-2
   eISBN 978-65-5572-306-9

   1. Medicina. 2. Inovações médicas. 3. Inteligência artificial. I. Título.

                                CDD: 617.95

**Elaborado por Maurício Amormino Júnior –
CRB6/2422**

Contato com a autora:
isabelvieira@yahoo.com

© 2025 Thieme. All rights reserved.

Thieme Revinter Publicações Ltda.
Rua do Matoso, 170
Rio de Janeiro, RJ
CEP 20270-135, Brasil
http://www.ThiemeRevinter.com.br

Thieme USA
http://www.thieme.com

Design de Capa: © Thieme
Créditos Imagem da Capa: a imagem foi criada com a ajuda do Copilot Image Creator, uma ferramenta de IA da Microsoft

Impresso no Brasil por Forma Certa Gráfica Digital Ltda.
5 4 3 2 1
ISBN 978-65-5572-305-2

Também disponível como eBook:
eISBN 978-65-5572-306-9

Nota: O conhecimento médico está em constante evolução. À medida que a pesquisa e a experiência clínica ampliam o nosso saber, pode ser necessário alterar os métodos de tratamento e medicação. Os autores e editores deste material consultaram fontes tidas como confiáveis, a fim de fornecer informações completas e de acordo com os padrões aceitos no momento da publicação. No entanto, em vista da possibilidade de erro humano por parte dos autores, dos editores ou da casa editorial que traz à luz este trabalho, ou ainda de alterações no conhecimento médico, nem os autores, nem os editores, nem a casa editorial, nem qualquer outra parte que se tenha envolvido na elaboração deste material garantem que as informações aqui contidas sejam totalmente precisas ou completas; tampouco se responsabilizam por quaisquer erros ou omissões ou pelos resultados obtidos em consequência do uso de tais informações. É aconselhável que os leitores confirmem em outras fontes as informações aqui contidas. Sugere-se, por exemplo, que verifiquem a bula de cada medicamento que pretendam administrar, a fim de certificar-se de que as informações contidas nesta publicação são precisas e de que não houve mudanças na dose recomendada ou nas contraindicações. Esta recomendação é especialmente importante no caso de medicamentos novos ou pouco utilizados. Alguns dos nomes de produtos, patentes e design a que nos referimos neste livro são, na verdade, marcas registradas ou nomes protegidos pela legislação referente à propriedade intelectual, ainda que nem sempre o texto faça menção específica a esse fato. Portanto, a ocorrência de um nome sem a designação de sua propriedade não deve ser interpretada como uma indicação, por parte da editora, de que ele se encontra em domínio público.

Todas as ilustrações desta obra foram criadas com a ajuda do Copilot Image Creator, uma ferramenta de IA da Microsoft.

Todos os direitos reservados. Nenhuma parte desta publicação poderá ser reproduzida ou transmitida por nenhum meio, impresso, eletrônico ou mecânico, incluindo fotocópia, gravação ou qualquer outro tipo de sistema de armazenamento e transmissão de informação, sem prévia autorização por escrito.

SOBRE A AUTORA

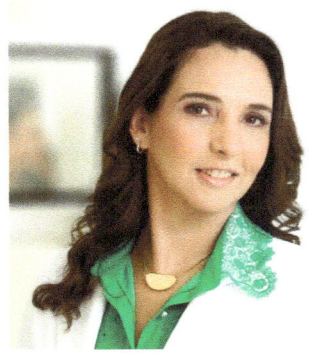

Isabel Vieira de Figueiredo-e-Silva, nascida em 13 de novembro de 1971 no, ainda, Estado da Guanabara, hoje Rio de Janeiro. Estudou no colégio Marista São José do ensino infantil ao médio.

Cirurgiã Plástica graduada pela Escola de Medicina e Cirurgia da Universidade Federal do Estado do Rio de Janeiro (UNIRIO) em junho de 1996. Mestre em Cirurgia pela UNIRIO, Professora Convidada dos Cursos de Pós-graduação em Cirurgia Plástica da UNIRIO e do Hospital de Força Aérea do Galeão (HFAG).

Foi militar da Marinha do Brasil de 1997 até 2015, chegando ao posto de Capitão de Fragata Médica. Durante esse período, além de cirurgiã plástica do Hospital Naval Marcílio Dias (HNMD) onde foi encarregada da formação de residentes em cirurgia plástica e chefe de equipe de emergência, fez parte de importantes comissões e missões como o atendimento médico às populações ribeirinhas no Amazonas a bordo do Navio de Assistência Hospitalar Carlos Chagas (U19). Foi a segunda mulher médica do Navio de Apoio às Operações Antárticas Ary Rongel (H44) no continente Antártico no período de outubro de 2004 até março de 2004, onde foi encarregada do Serviço de Saúde. Também serviu ao Corpo de Fuzileiros Navais, onde foi encarregada do Departamento de Saúde e perícia médica e participou de manobras e ações cívico-sociais (ACISO).

É Membro Titular da Sociedade Brasileira de Cirurgia Plástica (SBCP) e atualmente Diretora Adjunta do Departamento de Comunicação (DECOM). Também é Membro Titular das Sociedades de Queimaduras (SBQ), Colégio Brasileiro de Cirurgiões (CBC) e da American Society of Plastic Surgeons (ASPS).

Entusiasta digital, fez diversos cursos nas áreas de mídias digitais e *marketing* e inteligência artificial, sendo palestrante nacional e internacional do tema.

DEDICATÓRIA

Aos pilares da minha existência, meus queridos pais, **Carlos Augusto e Valdeci**, cujo amor e sabedoria são a fundação de tudo que sou. Vocês me ensinaram a força da gentileza e a vontade de sonhar, permitindo-me chegar aonde cheguei.

Ao meu marido, **Marcus Vinicius**, meu porto seguro e companheiro constante nesta jornada chamada vida. Sua força e apoio inabaláveis são o vento sob minhas asas, elevando-me às alturas que nunca imaginei alcançar.

E ao meu filho, **Vinicius**, a promessa de um amanhã brilhante. Você é a doce melodia que preenche nossos dias com alegria e esperança. Em seus olhos, vejo o futuro refletido, e é um futuro repleto de possibilidades infinitas.

A todos vocês, minha eterna gratidão e amor. Que as páginas deste livro possam refletir a luz que vocês trazem à minha vida.

AGRADECIMENTOS

*"A gratidão é não apenas a maior das virtudes,
mas a mãe de todas as outras."*
Cícero

Ao meu irmão e amigo **Augusto**, agradeço por cada momento de companheirismo e por ser o exemplo de integridade que admiro e sigo. Sua presença é um presente constante em minha vida. Minha gratidão é tão profunda quanto o laço que nos une. Obrigada por tudo.

Agradeço também à minha enteada **Sofia**, por todo o carinho, alegria sempre. Sua luz e energia tornaram esse processo muito mais leve e feliz.

Aos meus amigos que me apoiam diariamente, impulsionando-me ao infinito das possibilidades que temos. Seria impossível nomeá-los um a um, mas meu coração conhece cada um de vocês. Vocês são as estrelas que iluminam minha noite mais escura, os sussurros de coragem nos momentos de dúvida. Cada riso compartilhado e cada lágrima enxugada compõem a sinfonia da nossa amizade.

Vocês não são apenas amigos; são mestres que, sem saber, ensinam a arte da fraternidade. São irmãos e irmãs de alma, que sem pedir licença, tornaram-se essenciais em minha vida. Com cada gesto de apoio, vocês escrevem linhas invisíveis neste livro que é a minha existência.

Agradeço por cada palavra de incentivo, por cada gesto de compreensão, por estarem presentes nos capítulos mais desafiadores e nos mais alegres. A inspiração que vocês me proporcionam transcende as páginas, e a gratidão que sinto é tão vasta quanto o universo. Vocês são, verdadeiramente, tudo na minha vida.

Muito obrigada

Isabel Vieira de Figueiredo-e-Silva

PREFÁCIO

Todo produto do conhecimento humano não pode ser creditado unicamente a uma iluminada mente, tampouco a um grupo de pensadores dotados de incomum raciocínio, nem mesmo a uma geração de estudiosos e pesquisadores. Na realidade, o progresso científico e técnico é o resultado da somatória de inúmeras etapas que concomitantemente acumulam informações ao longo de muitos anos, décadas e séculos.

A inteligência artificial é uma dessas fabulosas conquistas que há longo tempo está sendo elaborada, ampliada e diversificada na busca incessante de seu lugar no cenário do conhecimento dos estudiosos. Todo esse leque de sucessivas etapas a Dra. Isabel de Figueiredo descreve em seu primoroso livro – Inteligência Artificial. Ela, como exímia, talentosa e criativa cirurgiã plástica, dedicou um longo tempo na intensa pesquisa de informações na busca de respostas ao amplo horizonte de questionamentos sobre o tema que desde séculos anteriores já exibia sinais de progresso coletivo.

A publicação desta belíssima obra é o resultado da inquietude da Dra. Isabel de Figueiredo que, com a mesma habilidade, manuseia seu bisturi para reproduzir o produto de sua imaginação diante de diversificadas situações exibidas pelos seus pacientes. Ela transcreve com clareza a essência de informações de muito interesse para múltiplos setores da vida. Na realidade, o pesquisador nato não se intimida face às multifacetadas situações que o mundo do corpo humano exige em persistente enfrentamento.

A matéria aqui elaborada exibe extenso horizonte de investigação para desaguar no cenário das imbricadas situações que o conhecimento humano busca para alcançar múltipla aplicabilidade em ilimitados campos do saber. Atendendo a todas essas *nuances*, a Dra. Isabel de Figueiredo teve perspicácia suficiente e visão de futuro ao penetrar no âmago de um campo, cuja obra será constante fonte de consulta para várias gerações de futuros estudiosos.

O livro está descrito de maneira clara, objetiva e cativante para oferecer aos leitores inusitada oportunidade para encontrar respostas capazes de preencher as expectativas e anseios dos mais ambiciosos no campo do conhecimento.

A Dra. Isabel de Figueiredo está de parabéns pela iniciativa e dedicação ao elaborar esta obra para oferecer ao leitor persistente fonte de consulta, para os técnicos que perseguem ampliar conhecimentos e igualmente aos pesquisadores mais dedicados que procuram transmitir meticulosas informações aos profissionais de diversos campos do conhecimento.

A autora descreve com sutileza os incontáveis setores já beneficiados pela inteligência artificial, entre os quais a medicina, física, matemática e outros que já receberam substanciais quota de progresso. Por outro lado, a Dra. Isabel ressalta os riscos de distorções causadas pelo uso inadvertido ou até de má aplicabilidade dos conhecimentos. Tais situações são inerentes a todo progresso técnico quando apresenta desvio da aplicação correta dos princípios originais.

Indubitavelmente, este livro, que vem à luz pela lavra da Dra. Isabel de Figueiredo, por propiciar a compreensão dos benefícios e dos riscos no uso da inteligência artificial, com algoritmos de força transformadora em vários setores, em uma nova era ainda pouco conhecida, é uma relevante contribuição ao universo tecnológico-científico, cuja leitura faz-se imprescindível.

Dr. Juarez Avelar
Presidente da Academia Cristã de Letras (ACL)
Ex-Presidente da Sociedade Brasileiro de Cirurgia Plástica (SBCP)
Professor Associado da UNIRIO
Mestre em Medicina pela UNIRIO

APRESENTAÇÃO

"Às vezes ouço passar o vento, e só de ouvir o vento passar, vale a pena ter nascido"

Fernando Pessoa

Este livro é a concretização de um sonho antigo, embora já houvesse participado de algumas obras médicas escrevendo capítulos, sempre tive a vontade de escrever uma obra completa. Mas, como cheguei a esse tema?

Embora minha formação seja médica, sempre fui entusiasta de assuntos ligados a tecnologia, mídias digitais e tudo o que esse universo pode trazer para o dia a dia da medicina e da saúde como um todo. Iniciei realizando cursos paralelos à minha atividade cirúrgica em 2013, e em 2016 tive a honra de palestrar pela primeira vez sobre Mídias Digitais na Jornada de Búzios da Sociedade Brasileira de Cirurgia Plástica, introduzindo, assim, esse assunto aos nossos eventos acadêmicos. Depois de Búzios, já levei o tema a diversos outros eventos no Brasil e no exterior, dei aulas em diversas universidades e, hoje em dia, já não há mais um evento no qual esse tema não seja trazido e debatido por diversos colegas e profissionais da área.

Com a evolução galopante das tecnologias e as suas contribuições para a área da saúde, passei então a estudar a inteligência artificial e não foi difícil me apaixonar pelo que ela já faz e pelas suas possibilidades no nosso futuro. A partir daí ficou claro decidir sobre o que escreveria, difícil foi conseguir resumir nessas páginas o que considerei o básico a ser conhecido também pelos colegas médicos e demais profissionais da saúde. Gosto de pensar que esse livro é só um começo.

O assunto é vasto e cativante, além de ser extremamente dinâmico por isso decidi focar na história e evolução da IA passando pelas contribuições já existentes e trazendo um apêndice com dicas de ferramentas. Esse formato me pareceu ser o melhor a ser apresentado em um primeiro momento.

Espero que a leitura seja leve e inspiradora para todos.

Isabel Vieira de Figueiredo-e-Silva

SUMÁRIO

Introdução	A EVOLUÇÃO DA INTELIGÊNCIA ARTIFICIAL E SUA CRESCENTE INFLUÊNCIA NA SOCIEDADE..	1
Capítulo 1	A HISTÓRIA DA INTELIGÊNCIA ARTIFICIAL (IA) – DA MITOLOGIA À CIÊNCIA: UM SONHO ANTIGO QUE SE TORNOU REALIDADE	7
Capítulo 2	A INTELIGÊNCIA ARTIFICIAL (IA) – UMA REVOLUÇÃO EM CURSO	19
Capítulo 3	A ÉTICA E A MORAL	27
Capítulo 4	INTELIGÊNCIA ARTIFICIAL (IA) NA MEDICINA – PRIMEIROS PASSOS: UM PANORAMA HISTÓRICO E ATUAL DA APLICAÇÃO DA IA EM DIAGNÓSTICOS E TRATAMENTOS MÉDICOS	33
Capítulo 5	ROBÓTICA E ASSISTÊNCIA CIRÚRGICA – UMA VISÃO GERAL DOS AVANÇOS E DESAFIOS DA TECNOLOGIA ROBÓTICA APLICADA À MEDICINA.....	43
Capítulo 6	DIAGNÓSTICO ASSISTIDO POR INTELIGÊNCIA ARTIFICIAL – UM PANORAMA DAS APLICAÇÕES, BENEFÍCIOS E DESAFIOS DA IA NA ÁREA DA SAÚDE	51
Capítulo 7	UTILIZANDO A INTELIGÊNCIA ARTIFICIAL (IA) PARA OTIMIZAR A PRÁTICA MÉDICA – UM GUIA PRÁTICO PARA MÉDICOS QUE QUEREM INOVAR NO SEU CONSULTÓRIO	59
Capítulo 8	INTELIGÊNCIA ARTIFICIAL E MÍDIAS DIGITAIS – COMO OS PROFISSIONAIS DE SAÚDE PODEM APROVEITAR AS NOVAS TECNOLOGIAS PARA SE COMUNICAR, INFORMAR E EDUCAR SEUS PACIENTES E O PÚBLICO EM GERAL	65
Capítulo 9	ChatGPT E SUAS APLICAÇÕES	75
Capítulo 10	DESAFIOS ÉTICOS E REGULATÓRIOS DA INTELIGÊNCIA ARTIFICIAL (IA) – UMA ANÁLISE CRÍTICA DOS DILEMAS ÉTICOS E DAS REGULAMENTAÇÕES ATUAIS E FUTURAS DA APLICAÇÃO DA IA NA ÁREA DA SAÚDE	83
Capítulo 11	LIMITAÇÕES E RISCOS	99
CONSIDERAÇÕES FINAIS		107
APÊNDICE		111
ÍNDICE REMISSIVO		121

Medicina do Amanhã

A Importância Estratégica da Inteligência Artificial

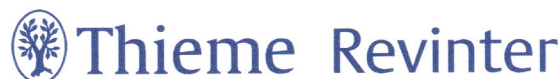

INTRODUÇÃO

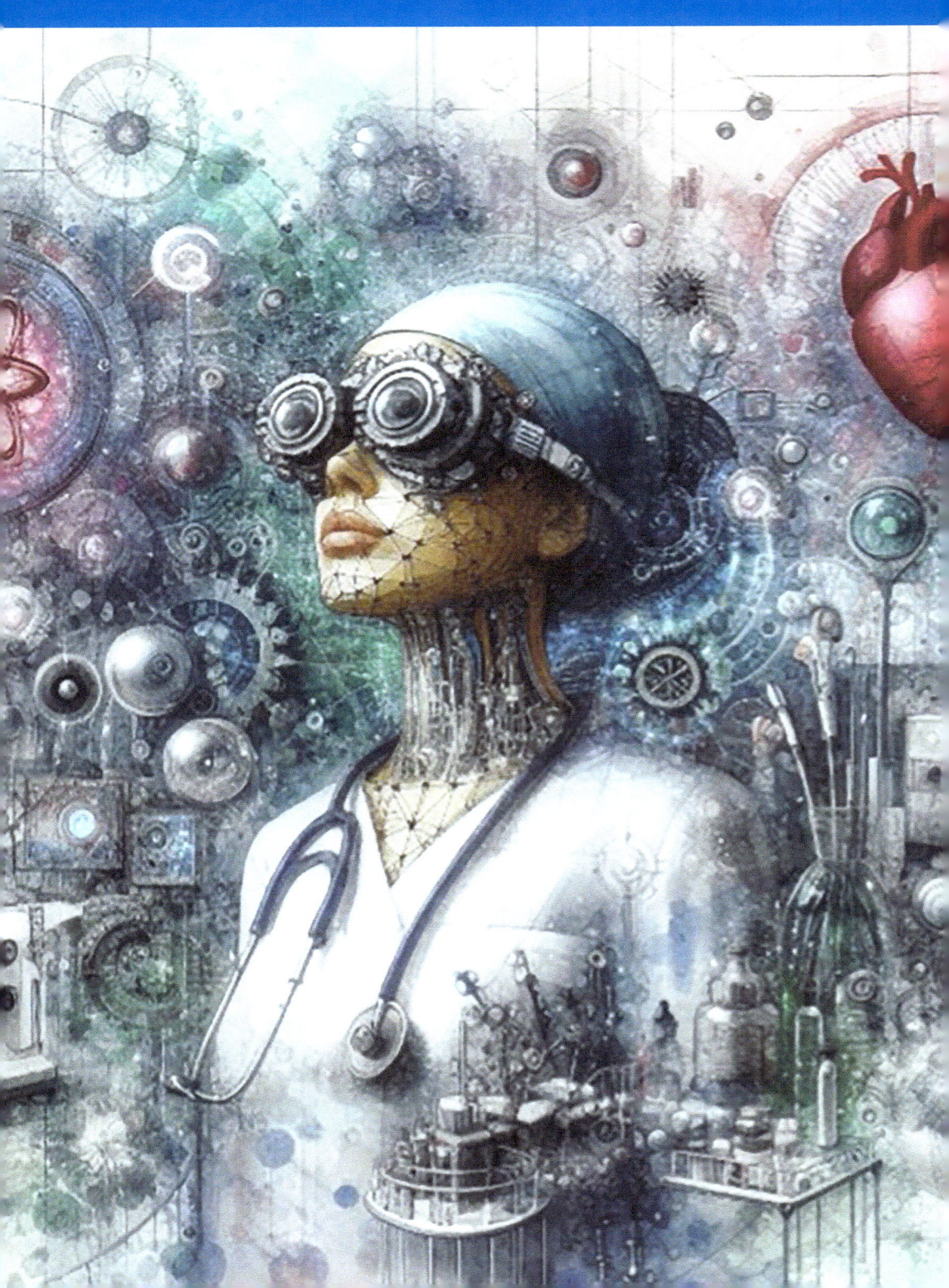

A EVOLUÇÃO DA INTELIGÊNCIA ARTIFICIAL E SUA CRESCENTE INFLUÊNCIA NA SOCIEDADE

"A IA é a nova eletricidade."
Andrew Ng,
Cofundador do Google Brain

A inteligência artificial (IA) tem provocado mudanças profundas na sociedade moderna, ampliando os horizontes em diversos campos e setores. Desde seus fundamentos teóricos até suas implementações práticas, ela se tornou uma ferramenta estratégica indispensável, apta a enfrentar desafios complexos e aumentar a eficiência em um nível inédito.

Uma das áreas mais promissoras para a sua aplicação é a medicina, que pode beneficiar-se enormemente das capacidades de análise, diagnóstico e tratamento oferecidas pela tecnologia. A IA pode ajudar os médicos a tomarem decisões mais precisas e personalizadas, baseadas em dados clínicos, genéticos e ambientais dos pacientes. Ela também pode auxiliar na detecção precoce de doenças, na prevenção de epidemias e na descoberta de novos medicamentos. Além disso, pode melhorar a qualidade e a acessibilidade dos cuidados de saúde, reduzindo custos e eliminando barreiras geográficas. A medicina do amanhã será cada vez mais influenciada pela IA, que se tornará uma aliada estratégica para a promoção da saúde e do bem-estar da humanidade.

O conceito de máquinas pensantes remonta à antiguidade, mas foi somente no século XX que a IA começou a tomar forma como um campo de estudo formal. Alan Turing, frequentemente considerado o pai da computação moderna, propôs a ideia de que as máquinas poderiam, eventualmente, simular qualquer aspecto da inteligência humana. Esta previsão profética lançou as bases para décadas de pesquisa e desenvolvimento, culminando na IA que conhecemos hoje.

Uma das principais contribuições de Turing para a IA foi o desenvolvimento da máquina de Turing, um modelo abstrato de computação que pode executar qualquer tarefa lógica, dado tempo e espaço suficientes. A máquina de Turing é considerada a base teórica da computação moderna e da IA, pois demonstrou que as máquinas poderiam manipular símbolos e realizar raciocínios dedutivos. Outra conquista notável foi o teste de Turing, um método para avaliar se uma máquina é capaz de exibir comportamento inteligente equivalente ou indistinguível de um ser humano. No teste, o interrogador humano faz perguntas a uma máquina e a um participante humano, sem identificá-los, para tentar distinguir as respostas. Se o interrogador não puder dizer com certeza qual é a máquina, a máquina passa no teste.

Turing também teve um papel fundamental na criação da primeira rede neural artificial, juntamente com seu colega W. Ross Ashby. Em 1943, eles construíram um dispositivo chamado *Homeostat*, que consistia em quatro unidades interconectadas que se ajustavam dinamicamente de acordo com estímulos externos. O objetivo era simular os mecanismos de adaptação e aprendizado observados nos sistemas biológicos. Embora rudimentar, o *Homeostat* foi um precursor das redes neurais artificiais modernas, que são amplamente utilizadas na IA atualmente.

A evolução da IA foi marcada por avanços significativos, como o desenvolvimento de algoritmos de aprendizado de máquina, redes neurais e sistemas de processamento de linguagem natural. Essas tecnologias não apenas ampliaram as capacidades das máquinas, mas também permitiram que elas aprendessem e se adaptassem de maneiras que imitem o aprendizado humano.

A influência da IA na sociedade é vasta e multifacetada. Ela está presente em nossos *smartphones*, carros, bancos e até em nossos lares. Também otimiza rotas de tráfego, personaliza recomendações de produtos e conteúdo, e oferece assistência virtual personalizada. Em cada um desses casos, a IA trabalha silenciosamente nos bastidores, tornando nossas vidas mais convenientes e eficientes. No entanto, com grande poder vêm grandes responsabilidades. A ascensão da IA também levanta questões éticas e sociais importantes. O impacto no emprego, na privacidade e na segurança são apenas alguns dos desafios que a sociedade enfrenta à medida que integramos mais profundamente a IA em nossas vidas diárias.

À medida que olhamos para o futuro, é evidente que a IA continuará a desempenhar um papel estratégico na forma como vivemos, trabalhamos e interagimos. A próxima fronteira da IA promete ser ainda mais revolucionária, com potencial para avanços em saúde, educação e além. É um momento emocionante para estar na interseção da tecnologia e da humanidade, e a IA está no centro dessa transformação.

VISÃO GERAL DA APLICABILIDADE DA IA NA MEDICINA

"O desenvolvimento da inteligência artificial poderia ser o maior evento da história da nossa civilização. Ou o pior. Ainda não sabemos."

Stephen Hawking

A medicina é uma das áreas que mais se beneficiou da revolução da IA sem sombra de dúvidas. A IA está transformando a saúde de maneiras que eram inimagináveis há apenas algumas décadas. Desde a melhoria dos diagnósticos até a personalização dos tratamentos, ela está no cerne de uma mudança paradigmática na maneira como cuidamos da saúde.

A IA passou de sistemas simples de suporte à decisão, para ferramentas avançadas que analisam grandes dados médicos. Ela auxilia na interpretação de imagens médicas e, também, a encontrar padrões em dados de saúde eletrônicos além de poder prever surtos de doenças.

Um dos exemplos mais notáveis da aplicação da IA na medicina é na área de diagnóstico por imagem, a radiologia. Os algoritmos são treinados para reconhecer sinais de doenças em raios X, ressonâncias magnéticas e tomografias computadorizadas com precisão igual ou superior à dos radiologistas humanos. Isso não apenas acelera o processo de diagnóstico, mas também aumenta a acessibilidade dos cuidados de saúde em regiões onde especialistas médicos são escassos.

Na cirurgia plástica, tanto para fins estéticos quanto reconstrutivos, os algoritmos de IA podem auxiliar os cirurgiões a planejarem as suas intervenções cirúrgicas, simulando o resultado esperado com base nas características anatômicas e nas preferências do paciente. A IA também pode facilitar o monitoramento pós-operatório dos pacientes, detectando possíveis complicações, como infecções ou hematomas, através de imagens digitais. Além disso, a IA pode contribuir para o desenvolvimento de novas técnicas e materiais de cirurgia plástica, como implantes biodegradáveis, enxertos de pele artificial e bioimpressão 3D.

Os avanços na IA também estão abrindo portas para a medicina preventiva. Os algoritmos podem agora prever a probabilidade de um paciente desenvolver certas condições de saúde, permitindo intervenções antes que a doença se manifeste. Além disso, já vemos as possibilidades para tratamentos personalizados. Ao analisar o genoma de um paciente junto com seu histórico médico, o algoritmo pode ajudar a identificar o tratamento mais eficaz para doenças complexas como o câncer. Esta abordagem personalizada promete melhorar significativamente os resultados dos pacientes e reduzir os efeitos colaterais dos tratamentos.

Isso representa uma mudança fundamental de um modelo de saúde reativo para um proativo.

No entanto, a integração da IA na medicina não está isenta de desafios. Questões de privacidade de dados, viés algorítmico e a necessidade de regulamentação adequada são preocupações que devem ser abordadas para garantir que os seus benefícios sejam realizados de forma ética e justa. Além disso, a IA pode influenciar as expectativas e decisões dos pacientes sobre a cirurgia plástica, por exemplo, gerando uma pressão social ou psicológica para se adequar a padrões de beleza impostos pela tecnologia, o que já vem acontecendo por conta das mídias sociais como, por exemplo, os filtros para selfies.

No Brasil, a IA na medicina ainda é um tema emergente, mas que vem ganhando cada vez mais espaço e relevância, especialmente diante dos desafios impostos pela recém-pandemia de Covid-19. Neste livro, vamos apresentar uma visão geral da aplicabilidade da IA na medicina, destacando a sua importância para diversas especialidades.

Na prática, o que já estamos vendo é que, mal nos adequamos às mudanças que as mídias digitais trouxeram nos últimos anos, e já estamos inseridos em uma nova realidade, que veio para ficar e que vai transformar toda a nossa visão do mundo. Em resumo, a IA está redefinindo a medicina, oferecendo novas oportunidades para melhorar a saúde e o bem-estar em escala global. À medida que continuamos a explorar o potencial da IA, é crucial que façamos isso com uma consideração cuidadosa das implicações éticas e sociais envolvidas.

Portanto, podemos concluir que a IA na medicina é uma área de pesquisa e aplicação que tem um enorme potencial para transformar a forma como cuidamos da nossa saúde, tanto em nível individual quanto coletivo. A IA pode nos oferecer diagnósticos mais precisos, tratamentos mais eficazes e prevenção mais adequada, além de aumentar o acesso e a qualidade dos serviços de saúde. Também devemos estar atentos aos desafios éticos, sociais e regulatórios que a IA traz, especialmente no campo da cirurgia plástica, na qual a tecnologia pode afetar a autoimagem e a autoestima das pessoas.

A IA na medicina não é uma ameaça, mas uma oportunidade, se usada com responsabilidade e consciência. É importante que os profissionais de saúde, os pesquisadores, os gestores públicos e os pacientes estejam informados e preparados para as mudanças que a IA irá provocar, e que sejamos capazes de aproveitar os seus benefícios, sem perder de vista os valores humanos que norteiam a prática médica, e é disso que trata este livro.

LEITURAS SUGERIDAS

Bae JY, Park SY. The role of artificial intelligence in plastic surgery. Arch Plastic Surg. 2018;45(2):101-105.

Bolinski R, Siepmann T, Zillikens D, Ipaktchi R. Ethical implications of artificial intelligence in plastic and reconstructive surgery. Handchirurgie Mikrochirurgie Plastische Chirurgie 2019;51(2):152-157.

Copeland BJ. Artificial Intelligence: A History and Introduction. In: Copeland BJ (Ed.). The Turing Guide. Oxford: Oxford University Press; 2019. p. 397-412.

Fjeld J, Achten N, Hilligoss H, Nagy A, Srikumar M. Principled artificial intelligence: Mapping consensus in ethical and rights-based approaches to principles for AI. Berkman Klein Center Research Publication 2020;(1).

Hodges A. Alan Turing and the Origins of Computer Science and Artificial Intelligence. In: Copeland BJ (Ed.). The Turing Guide. Oxford: Oxford University Press; 2019. p. 13-32.

Husbands P, Holland O. The First Artificial Neural Networks. In: Copeland BJ (Ed.). The Turing Guide. Oxford: Oxford University Press; 2019. p. 355-362.

Kaplan J, Haenlein M. Siri, Siri, in my hand: Who's the fairest in the land? On the interpretations, illustrations, and implications of artificial intelligence. Business Horizons 2019;62(1):15-25.

LeCun Y, Bengio Y, Hinton G. Deep learning. Nature 2015;521(7553):436-444.

Manyika VJ, Chui M, Miremadi M, Bughin J, George K, Willmott P, Dewhurst M. A Future That Works: Automation, Employment, and Productivity. McKinsey Global Institute; 2017.

McDonald K, Slavin T. Data protection and health research in a changing landscape: navigating the GDPR and the new Irish Data Protection Act 2018. Irish J Med Sci. 2018;187(4):1031-1037.

O'Neil C. Weapons of Math Destruction: How Big Data Increases Inequality and Threatens Democracy. New York: Crown; 2016.

Scaglioni MF, Argenziano G. The role of artificial intelligence in regenerative surgery. In: Regenerative Surgery. Cham, Switzerland: Springer; 2019. p. 21-24.

Sommariva S, Villani E. Artificial Intelligence and Medical Liability: A European Perspective. Eur J Health Law. 2020;27(3):257-279.

Topol E. Deep Medicine: How artificial intelligence can make healthcare human again. New York: Basic Books; 2019.

Tschannen D, et al. Evaluation of the image quality of smartphone cameras for postoperative wound assessment in plastic and reconstructive surgery. Eur J Pastic Surg. 2020;43(6):661-670.

Turing AM. Computing Machinery and Intelligence. Mind 1950;LIX(236):433-460.

CAPÍTULO 1

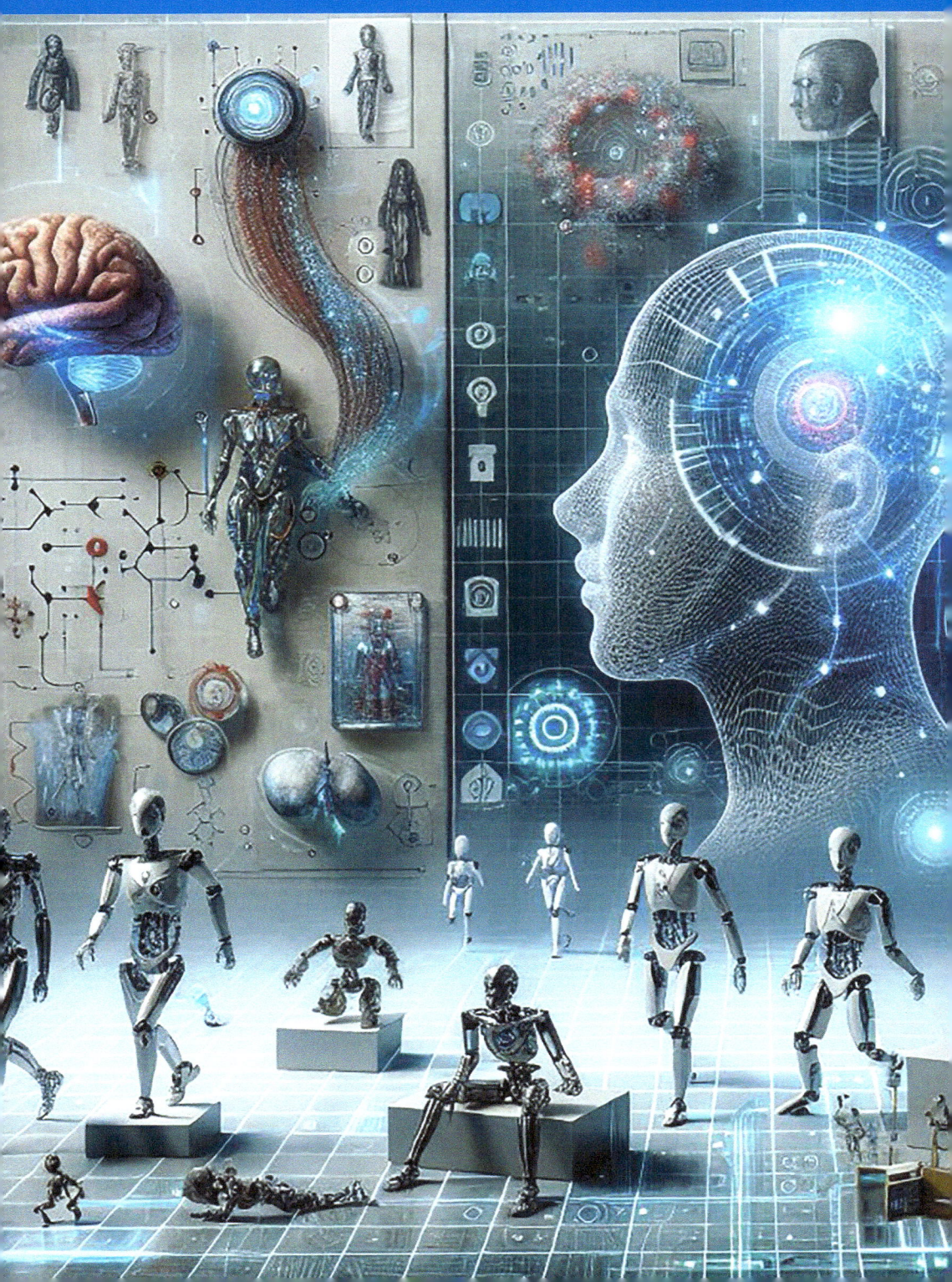

A HISTÓRIA DA INTELIGÊNCIA ARTIFICIAL (IA) – DA MITOLOGIA À CIÊNCIA: UM SONHO ANTIGO QUE SE TORNOU REALIDADE

> *"O sonho de criar máquinas que possam pensar e agir como seres humanos não é recente, mas remonta aos tempos mais antigos da civilização."*
>
> John McCarthy

O que é inteligência artificial (IA)? Como ela surgiu e se desenvolveu ao longo da história? Quais são os principais desafios e conquistas dessa área do conhecimento? Essas são algumas das perguntas que motivam este livro, que tem como objetivo apresentar um panorama geral da origem e da evolução da IA, desde os seus primórdios na antiguidade até os dias atuais. A medicina, que é o tema deste livro, está sendo fortemente impactada pelos avanços da IA, portanto, é de suma importância que entendamos um pouco sobre as suas origens e, com isso, as possibilidades de seu uso na prática.

A IA pode ser definida como a ciência e a engenharia de criar sistemas que possam realizar tarefas que normalmente requerem inteligência humana, como raciocinar, aprender, perceber, comunicar, decidir e agir. Essa definição, porém, é ampla e abrange diversas subáreas, métodos, aplicações e problemas, que serão abordados ao longo dos capítulos a seguir. A IA é uma área multidisciplinar que envolve conhecimentos de matemática, lógica, filosofia, psicologia, linguística, neurociência, entre outras áreas.

O termo IA foi cunhado em 1956, na conferência de Dartmouth, considerada o marco inicial da IA como uma disciplina acadêmica. Nessa conferência, um grupo de cientistas e matemáticos se reuniu para discutir os fundamentos teóricos e práticos da criação de máquinas inteligentes. Entre os participantes, estavam alguns dos principais pioneiros da disciplina, que contribuíram com ideias, métodos e aplicações que moldaram o desenvolvimento da área nas décadas seguintes até os dias atuais.

Mas, antes de entrarmos nos aspectos técnicos e científicos da IA, vamos voltar no tempo e ver como esse conceito surgiu e se manifestou na imaginação e na cultura da humanidade.

O SONHO DE AUTÔMATOS INTELIGENTES

Desde os primórdios da antiguidade, a humanidade sonhou com a criação de autômatos que pudessem imitar a inteligência humana. Essa fascinação é evidente em mitologias e lendas que falam de estátuas animadas e máquinas pensantes. Por exemplo, na mitologia grega, temos o relato de Hefesto, o deus da metalurgia, que teria construído servos mecânicos de bronze, o gigante Talos, que guardava a ilha de Creta, e Pandora, a primeira mulher, que foi moldada do barro e recebeu a vida dos deuses. Na mitologia egípcia, temos o deus Thoth, que teria inventado a escrita e a matemática, e que era representado por um íbis, uma ave sagrada. Também temos na mitologia hindu, o deus Vishnu, que teria criado o primeiro ser humano, Purusha, a partir de uma flor de lótus.

Esses mitos revelam o desejo humano de compreender e reproduzir a vida e a inteligência, bem como o fascínio pela tecnologia e pela arte. Esses temas também aparecem em obras literárias e artísticas de diferentes épocas e culturas, como o Golem, uma criatura de argila animada por um encantamento na tradição judaica, o Homúnculo, um ser humano artificial criado por alquimistas na Idade Média, o Frankenstein, o monstro de carne e ossos reanimado por um cientista louco na obra de Mary Shelley, e os robôs, os seres mecânicos dotados de inteligência e personalidade que povoam a ficção científica como um todo em diversas obras de diversos autores.

Essas representações, porém, nem sempre são positivas ou otimistas. Muitas vezes, elas expressam o medo e a angústia de que os autômatos se tornem mais inteligentes e poderosos do que os seus criadores, rebelando-se contra eles, causando destruição e caos. Esse é o caso, por exemplo, da rebelião dos robôs na peça R.U.R (*Rossum's Universal Robots*), de 1921 cujo autor é o tcheco Karel Capek.

Capek cunhou o termo "robô" a partir da palavra tcheca "robota", que significa trabalho forçado. Outro personagem importante na história do sonho por autômatos inteligentes é Isaac Asimov, um escritor russo, que através da ficção científica contribuiu imensamente para a evolução do assunto.

Todas essas obras refletem questões éticas, morais e sociais que envolviam a criação e o uso da IA, e que ainda são relevantes e desafiadoras nos dias de hoje. Mas além da ficção, a IA também tem uma história real, que se baseia na ciência e na lógica, e que começou a ganhar forma com o surgimento da matemática formal e da lógica computacional, como veremos a seguir.

O NASCIMENTO DA INTELIGÊNCIA ARTIFICIAL (IA)

A história da IA como uma disciplina científica pode ser traçada a partir do século XIX, quando alguns matemáticos e filósofos começaram a desenvolver sistemas formais que pudessem representar e manipular o conhecimento de forma rigorosa e precisa. Um dos pioneiros foi o matemático britânico George Boole, que criou a álgebra booleana, um sistema algébrico que usa apenas dois valores, verdadeiro e falso, para expressar operações lógicas. A álgebra booleana se tornou a base da lógica proposicional, um ramo da lógica que estuda as relações entre proposições, e que é fundamental para a construção de circuitos eletrônicos e programas de computador.

Outro matemático britânico que teve um papel crucial na história da IA foi Charles Babbage, que projetou a máquina analítica, um dispositivo mecânico que seria capaz de realizar cálculos aritméticos complexos a partir de instruções programadas em cartões perfurados. A sua máquina analítica nunca foi construída de fato, mas é considerada o primeiro modelo conceitual de um computador. Babbage contou com a colaboração de Ada Lovelace (1815-1852), uma matemática e escritora que é considerada a primeira programadora da história, pois ela escreveu o algoritmo para calcular os números de Bernoulli usando a máquina analítica. Os números de Bernoulli são uma sequência de números que surgem em várias áreas da matemática e da física, na teoria das probabilidades e na análise combinatória. Eles são usados para representar as probabilidades de sucesso ou fracasso em um experimento aleatório, onde apenas dois resultados são possíveis.

No início do século XX, outro matemático britânico, Bertrand Russell, juntamente com o filósofo americano Alfred North Whitehead, publicou o *Principia Mathematica*, uma obra monumental que tentava formalizar toda a matemática usando a lógica. Essa obra inspirou outros matemáticos, como David Hilbert, Kurt Gödel e Alan Turing, a investigar os limites e as possibilidades da lógica e da computação. Hilbert propôs o programa de formalização, que buscava demonstrar a consistência, a completude e a decidibilidade de todos os sistemas matemáticos. Gödel provou que isso era impossível, ao demonstrar os teoremas da incompletude, que afirmam que existem verdades matemáticas que não podem ser provadas dentro de um sistema formal. Turing, por sua vez, criou o conceito de máquina de Turing, um modelo abstrato de um computador que pode executar qualquer algoritmo, desde que seja finito e bem definido.

A máquina de Turing foi a inspiração para a construção dos primeiros computadores eletrônicos, que surgiram na década de 1940, durante a Segunda Guerra Mundial, com o objetivo de decifrar códigos secretos e realizar cálculos militares. Um dos pioneiros foi o próprio Turing, que liderou a equipe que criou a máquina Enigma, capaz de quebrar as mensagens criptografadas pelos nazistas. Outros exemplos foram o Colossus, construído pelos britânicos, o ENIAC, construído pelos americanos, e o Z3, construído pelos alemães.

Esses computadores, porém, eram grandes, caros, lentos e limitados, pois só podiam executar tarefas específicas e pré-programadas. Foi apenas na década de 1950 que os computadores começaram a se tornar mais versáteis, rápidos e acessíveis, graças ao desenvolvimento de novas tecnologias, como os transistores, os circuitos integrados, as linguagens de programação de alto nível e os sistemas operacionais. Esses avanços permitiram que os computadores pudessem realizar tarefas mais complexas e variadas, como processar linguagem natural, reconhecer imagens, jogar xadrez e resolver problemas.

Foi nesse contexto que surgiu o termo IA, cunhado pelo cientista da computação americano John McCarthy, em 1956, na Universidade de Dartmouth, nos Estados Unidos, que reuniu alguns dos principais pesquisadores da época, como Marvin Minsky, Claude Shannon, Herbert Simon e Allen Newell. Essa conferência, como já foi dito, é considerada o marco inicial da inteligência artificial como uma área de pesquisa independente e interdisciplinar, que busca compreender e simular a inteligência humana usando computadores.

A EVOLUÇÃO DA INTELIGÊNCIA ARTIFICIAL (IA)

A partir da conferência de Dartmouth, a IA se desenvolveu em diversas direções, abrangendo diferentes subáreas, métodos, aplicações e problemas. Uma forma de classificar essas direções é de acordo com o tipo de inteligência que se busca simular: a inteligência humana ou a inteligência racional. A inteligência humana é aquela que se baseia na forma como os seres humanos pensam e agem, e que envolve aspectos como a cognição, a emoção, a criatividade e a intuição. A inteligência racional é aquela que se baseia na forma como se deve pensar e agir, e que envolve aspectos como a lógica, a otimização, a consistência e a eficiência.

A IA que se baseia na inteligência humana é chamada de IA forte, pois visa criar sistemas que possam reproduzir ou superar a inteligência humana em todos os seus aspectos, e que possam ter consciência, personalidade e sentimentos. Essa é a IA que aparece na ficção científica, como o HAL 9000, de 2001: Uma Odisseia no Espaço, de Stanley Kubrick, ou o Data, de Star Trek, de Gene Roddenberry. Ela também é alvo de debates filosóficos, éticos e existenciais, pois levanta questões como: o que é a inteligência? O que é a consciência? O que é a vida? O que é o ser humano? A IA forte é considerada por muitos como um objetivo distante, utópico ou impossível, pois envolve desafios conceituais, técnicos e morais que ainda não foram resolvidos.

A IA que se baseia na inteligência racional é chamada de IA fraca, pois visa criar sistemas que possam realizar tarefas específicas que requerem inteligência, mas que não necessariamente imitam ou compreendem a inteligência humana, e que não têm consciência, personalidade ou sentimentos. Essa é a IA que existe na realidade, e que está presente em diversas áreas e aplicações, como a medicina, a educação, a indústria, o comércio, a segurança, o entretenimento, entre outras. Ela também é alvo de pesquisas científicas, tecnológicas e práticas, pois envolve problemas concretos, mensuráveis e solucionáveis. A IA fraca é considerada por muitos como um objetivo alcançável, realista ou existente, pois envolve avanços empíricos, experimentais e operacionais que já foram demonstrados.

A IA fraca pode ser dividida em duas abordagens principais: a abordagem simbólica e a abordagem conexionista. A abordagem simbólica é aquela que se baseia na representação e na manipulação de símbolos, como palavras, números, fórmulas, regras etc., usando estruturas de dados, algoritmos e linguagens de programação. Essa abordagem é inspirada na lógica, na matemática e na linguística, e busca criar sistemas que possam raciocinar, inferir, deduzir e provar conhecimentos usando símbolos. Essa abordagem foi dominante nas primeiras décadas da IA, e gerou resultados importantes, como os sistemas especialistas, que são programas que usam regras de produção para resolver problemas específicos de um domínio, como o diagnóstico médico, a análise financeira, o planejamento estratégico entre outros. Um exemplo de sistema especialista é o MYCIN, desenvolvido na década de 1970, que era capaz de diagnosticar e tratar infecções bacterianas.

A abordagem conexionista é inspirada na neurociência, na psicologia e na biologia, e busca criar sistemas que possam aprender, generalizar, reconhecer e adaptar conhecimentos usando redes neurais. Redes neurais são modelos computacionais de aprendizado profundo, que se inspiram na estrutura e no funcionamento do cérebro humano, e que são compostos por unidades de processamento simples chamadas de neurônios artificiais, que se conectam entre si através de pesos sinápticos. O objetivo de uma rede neural é aprender a mapear entradas em saídas desejadas, de forma a realizar tarefas como classificação, regressão, agrupamento etc.

Uma rede neural pode ser dividida em três partes principais: a camada de entrada, a camada de saída e as camadas ocultas. A camada de entrada recebe os dados de entrada, que podem ser vetores numéricos, imagens, áudios, textos etc. A camada de saída produz os dados de saída, que podem ser rótulos, valores, probabilidades etc. As camadas ocultas são as camadas intermediárias entre a entrada e a saída, e são responsáveis por extrair e combinar características dos dados de entrada, de forma a gerar uma representação adequada para a tarefa desejada. Uma rede neural com mais de uma camada oculta é chamada de rede neural profunda.

> "As redes neurais são interessantes porque fornecem um paradigma alternativo para a computação: elas não são baseadas em regras ou lógica, mas em aprendizado a partir de exemplos".
>
> (Jürgen Schmidhuber, 2015)

Um neurônio artificial é a unidade básica de uma rede neural, e consiste em três componentes: o somatório ponderado, a função de ativação e o termo de viés. Uma rede neural aprende a ajustar seus pesos sinápticos e seus termos de viés através de um processo chamado de treinamento, que consiste em alimentar a rede com dados de entrada e de saída conhecidos, e comparar as saídas produzidas pela rede com as saídas esperadas, de forma a calcular um erro ou uma perda. O erro ou a perda mede o quanto a rede está distante de produzir as saídas corretas, e deve ser minimizado pelo algoritmo de otimização, que atualiza os pesos e os vieses da rede de forma a reduzir o erro. Uma técnica importante para treinar redes neurais é o algoritmo de retropropagação, que consiste em propagar o erro ou a perda da camada de saída para as camadas ocultas, de forma a calcular o gradiente da função de perda em relação a todos os pesos e vieses da rede (Quadro 1-1).

Redes neurais são modelos poderosos e versáteis, que podem aprender a representar e a resolver diversos problemas complexos, desde o reconhecimento de padrões até o processamento de linguagem natural. No entanto, elas também apresentam alguns desafios e limitações, como a necessidade de grandes quantidades de dados para o treinamento, a dificuldade de interpretar e explicar os resultados, a vulnerabilidade a ataques adversários e a falta de garantias formais de correção e segurança. Por isso, o estudo e o desenvolvimento de redes neurais são áreas ativas e importantes da IA, que buscam aprimorar e superar esses desafios e limitações.

Essa abordagem se tornou dominante nas últimas décadas e gerou resultados impressionantes, como os sistemas de aprendizado profundo, que são redes neurais com muitas camadas ocultas, capazes de aprender representações hierárquicas e abstratas dos dados, e de realizar tarefas complexas, como o reconhecimento de fala, a tradução automática, a geração de texto, a detecção de objetos etc. Um exemplo de sistema de aprendizado profundo é o AlphaGo, desenvolvido pela DeepMind, que foi capaz de derrotar os melhores jogadores humanos do jogo de Go, um jogo milenar de estratégia e intuição.

O AlphaGo utiliza redes neurais profundas, árvores de busca Monte Carlo e algoritmos de aprendizado por reforço para aprender a jogar Go. O algoritmo de busca de Monte Carlo utiliza técnicas probabilísticas e simulações para explorar soluções em problemas de busca e otimização, baseando-se na geração aleatória de soluções e avaliação de sua qualidade. O aprendizado por reforço é um tipo de aprendizado de máquina em que um agente aprende a tomar decisões em um ambiente através de recompensas e punições. O agente é recompensado por tomar ações que levam a resultados desejáveis e é punido por tomar ações que levam a resultados indesejáveis. Com o tempo, ele aprende a tomar ações que maximizam sua recompensa total. O sistema foi treinado em milhões de jogos de Go e foi capaz de aprender a jogar em um nível super-humano. Em 2016, o AlphaGo

Quadro 1-1. Funcionamento dos Neurônios Artificiais

Componentes do neurônio artificial	Processo de treinamento	Erro/perda	Algoritmo de otimização	Técnica de treinamento
Somatório ponderado, função de ativação, termo de viés	Alimentação da rede com dados de entrada e saída, comparação das saídas produzidas com as esperadas	Mede a distância da rede em produzir as saídas corretas	Atualiza os pesos e vieses da rede para reduzir o erro	Algoritmo de retropropagação

derrotou o campeão mundial Lee Sedol em uma série de cinco jogos, demonstrando a capacidade do aprendizado profundo de lidar com problemas complexos. Esse treinamento foi possível a partir do aprendizado de máquina ou *machine learning*.

Machine Learning

Uma das ideias centrais da IA é a de que as máquinas podem aprender a partir de dados e experiências, sem a necessidade de programação explícita para cada tarefa. Esse conceito é conhecido como **machine learning**, ou aprendizado de máquina, e é uma das subáreas mais importantes e ativas da IA atualmente. O aprendizado de máquina consiste em desenvolver algoritmos e modelos que podem extrair conhecimento e padrões a partir de dados, e usar esse conhecimento para realizar várias funções.

O aprendizado de máquina pode ser dividido em três tipos principais, de acordo com a forma como os algoritmos aprendem: aprendizado supervisionado, aprendizado não supervisionado e aprendizado por reforço.

No aprendizado supervisionado, os algoritmos recebem dados rotulados, ou seja, com a resposta desejada para cada entrada, e aprendem a mapear as entradas nas saídas. Por exemplo, um algoritmo de aprendizado supervisionado pode aprender a reconhecer imagens de gatos e cachorros, se receber um conjunto de imagens com a etiqueta correspondente a cada animal. No aprendizado não supervisionado, os algoritmos recebem dados não rotulados, ou seja, sem a resposta desejada, e aprendem a encontrar estruturas e agrupamentos nos dados. Por exemplo, um algoritmo de aprendizado não supervisionado pode aprender a segmentar clientes de uma loja, de acordo com suas preferências e hábitos de compra. No aprendizado por reforço, os algoritmos aprendem a partir da interação com um ambiente, recebendo recompensas ou punições por suas ações, e buscando maximizar sua recompensa total. Por exemplo, um algoritmo de aprendizado por reforço pode aprender a jogar xadrez, se receber uma recompensa positiva por cada vitória e uma recompensa negativa por cada derrota.

OS PIONEIROS DA INTELIGÊNCIA ARTIFICIAL (IA)

A história da IA é marcada por diversos cientistas e matemáticos que contribuíram com ideias, métodos e aplicações que influenciaram o avanço da área. Destacamos alguns desses pioneiros:

- *Alan Turing (1912-1954)*: foi um matemático e criptógrafo britânico, considerado o pai da computação e da IA. Ele propôs o conceito de máquina de Turing, um modelo abstrato de computação que pode executar qualquer algoritmo, e o teste de Turing, um critério para avaliar se uma máquina pode exibir comportamento inteligente equivalente ao de um humano.
- *John McCarthy (1927-2011)*: foi um cientista da computação e lógico americano, considerado o fundador da IA como disciplina acadêmica. Ele organizou a conferência de Dartmouth em 1956, criou o termo inteligência artificial, e desenvolveu a linguagem de programação LISP, amplamente usada na IA. Ele também propôs o conceito de agentes inteligentes, sistemas que podem perceber e agir sobre o ambiente de forma racional.
- *Marvin Minsky (1927-2016)*: foi um cientista da computação e filósofo americano, Ele fundou o laboratório de IA do Massachusetts Institute of Technology (MIT), em 1959, e foi um dos pioneiros na pesquisa de redes neurais artificiais. Também contribuiu com

estudos sobre representação do conhecimento, raciocínio comum, aprendizado, visão computacional, robótica, entre outros.
- *Claude Shannon (1916-2001)*: foi um matemático e engenheiro elétrico americano, considerado o pai da teoria da informação, área que estuda a quantificação, armazenamento e transmissão de informação. Foi um dos primeiros a aplicar a IA ao jogo de xadrez, desenvolvendo um programa que podia jogar contra um humano, em 1950.
- *Frank Rosenblatt (1928-1971)*: foi um psicólogo e cientista da computação americano, considerado um dos pioneiros do aprendizado de máquina. Ele criou o perceptron, um dos primeiros modelos de rede neural artificial, em 1957, e demonstrou que ele podia aprender a reconhecer padrões simples, como letras e números.
- *Herbert Simon (1916-2001)*: foi um economista, cientista político e cientista da computação americano, ganhador do prêmio Nobel de economia em 1978. Ele contribuiu com estudos sobre resolução de problemas, raciocínio, tomada de decisão, aprendizado, entre outros temas. Também desenvolveu, junto com Allen Newell, o programa Logic Theorist, um dos primeiros programas de IA, que podia provar teoremas de lógica matemática, em 1956.
- *Allen Newell (1927-1992)*: foi um cientista da computação e psicólogo americano. Ele desenvolveu, junto com Herbert Simon, o programa Logic Theorist, em 1956, e o programa General Problem Solver, em 1959, que podia resolver problemas abstratos de forma heurística. Ele também propôs o conceito de sistema de produção, um modelo de representação do conhecimento baseado em regras.

OS PRIMÓRDIOS DA INTELIGÊNCIA ARTIFICIAL (IA)

A década de 1950 foi o período de surgimento da IA, com a realização da conferência de Dartmouth e o desenvolvimento dos primeiros programas de IA, como o Logic Theorist, o General Problem Solver e o Perceptron. Esses programas demonstraram que as máquinas podiam realizar tarefas que envolviam raciocínio, aprendizado e reconhecimento de padrões, desafiando as limitações da computação tradicional.

A década de 1960 foi o período de expansão da IA, com a criação de diversos laboratórios e centros de pesquisa na área, como o laboratório de IA do MIT, o Stanford Artificial Intelligence Laboratory (SAIL), o Carnegie Mellon University (CMU), entre outros. Nessa época, a IA recebeu grande financiamento e apoio de agências governamentais, militares e industriais, que viam na área um potencial para resolver problemas complexos e estratégicos. Alguns dos projetos e aplicações de IA que se destacaram nessa década foram: o programa STUDENT, que podia resolver problemas de álgebra, o programa ELIZA, que podia simular uma conversa com um psicoterapeuta, o programa SHRDLU, que podia interagir com um mundo de blocos tridimensionais, o programa DENDRAL, que podia identificar estruturas moleculares, entre outros.

A década de 1970 foi o período de crise da IA, com a redução do financiamento e do interesse na área, devido às dificuldades e limitações encontradas pelos pesquisadores.

Alguns dos fatores que contribuíram para a crise foram: a incapacidade dos programas de lidar com o raciocínio comum, ou seja, o conhecimento implícito e cotidiano dos humanos, a explosão combinatória, ou seja, o aumento exponencial da complexidade dos problemas à medida que eles se tornavam mais realistas, a falta de integração entre as subáreas da IA, como o aprendizado, o raciocínio, a percepção, a ação, entre outras, e a crítica ao perceptron, que mostrou que ele não podia resolver problemas que não fossem linearmente separáveis.

A década de 1980 foi um período crucial para a recuperação da IA marcado pelo surgimento de novas abordagens e técnicas inovadoras que visavam superar as limitações enfrentadas na década anterior. Durante os anos 1970, a IA enfrentou uma série de desafios, incluindo limitações tecnológicas e um ceticismo crescente sobre suas promessas. No entanto, os anos 1980 trouxeram avanços significativos, como o desenvolvimento de redes neurais artificiais e a popularização de sistemas especialistas. Um exemplo notável é o sistema especialista conhecido como "Dendral", desenvolvido na Universidade de Stanford, que, embora tenha iniciado nos anos 1960, ganhou maior reconhecimento e aplicação prática nos anos 1980.

Além disso, houve o ressurgimento das redes neurais artificiais, em grande parte devido ao trabalho de Geoffrey Hinton, David Rumelhart e Ronald J. Williams, que, em 1986, publicaram um artigo seminal sobre o algoritmo de retropropagação, revitalizando o interesse e a pesquisa em redes neurais.

A década de 1990 foi o período de consolidação da IA, com a aplicação da área a diversos domínios e problemas reais, e com o reconhecimento e a premiação de alguns dos principais pesquisadores da área. Alguns dos exemplos e marcos da IA nessa década foram: o programa Deep Blue, que derrotou o campeão mundial de xadrez Garry Kasparov, em 1997, o programa Watson, que venceu o jogo de perguntas e respostas Jeopardy, em 2011, o programa AlphaGo, que venceu o campeão mundial de Go Lee Sedol, em 2016, o prêmio Turing, considerado o Nobel da computação, concedido a diversos pioneiros da IA, como Allen Newell, Herbert Simon, Marvin Minsky, John McCarthy, entre outros, e o prêmio Nobel de economia, concedido a Robert Schiller, que usou técnicas de aprendizado de máquina para analisar os mercados financeiros.

A IA NA ATUALIDADE

Nos dias de hoje, destacam-se Elon Musk e Bill Gates, como personagens importantes da história da inteligência artificial, bem como a organização OpenAI, que têm contribuído de maneira substancial para o desenvolvimento e a popularização do seu uso nas mais diversas áreas.

A OpenAI, fundada em dezembro de 2015 por Elon Musk, Sam Altman, Greg Brockman, Ilya Sutskever, John Schulman e Wojciech Zaremba, tem como objetivo garantir que a inteligência artificial beneficie toda a humanidade de uma forma democrática e sem censuras de qualquer tipo. A organização busca desenvolver IA de maneira segura e alinhada com os interesses humanos. Entre seus produtos mais notáveis está o GPT, um modelo de linguagem natural que tem demonstrado capacidades impressionantes em diversas tarefas, desde a geração de texto até a tradução automática e a criação de códigos. Falaremos do GPT com mais detalhes em um capítulo próximo.

Elon Musk, conhecido por suas empreitadas na SpaceX e Tesla, é uma voz bastante ativa no campo da IA. Musk tem expressado preocupações sobre os riscos potenciais da IA descontrolada e defende a regulamentação e o desenvolvimento responsável da tecnologia. Sua participação na fundação da OpenAI reflete seu compromisso em assegurar que toda a humanidade possa se beneficiar das ferramentas desenvolvidas por eles.

Bill Gates, cofundador da Microsoft, também tem desempenhado um papel significativo no avanço da IA. Gates a vê como uma ferramenta poderosa que pode revolucionar vários setores, desde a saúde até a educação. Ele tem investido em pesquisas e iniciativas que buscam explorar o potencial da IA para resolver problemas complexos e melhorar a qualidade de vida das pessoas. A Microsoft, sob a liderança de Gates e seus sucessores, tem sido um dos principais atores na inovação de IA, com produtos como o Azure AI, a AI for Good e colaborações com outras organizações para impulsionar a pesquisa e o desenvolvimento de novas tecnologias.

O Microsoft Copilot é uma inovação baseada em inteligência artificial integrada ao Microsoft 365, projetada para aprimorar a produtividade e eficiência dos usuários. Utilizando a tecnologia do modelo de linguagem GPT da OpenAI, o Copilot fornece assistência em tempo real em aplicações como Word, Excel, PowerPoint, Outlook e Teams. No Word, ele sugere melhorias de texto e gera conteúdos com base nas necessidades do usuário. No Excel, auxilia na análise de dados complexos, criando gráficos e *insights* detalhados. No PowerPoint, oferece sugestões de design e cria apresentações dinâmicas. No Outlook, prioriza e-mails e sugere respostas. E no Teams, transcreve reuniões, fornece resumos e cria agendas automáticas. O Copilot transforma a maneira como as pessoas trabalham, tornando as tarefas mais intuitivas e eficientes.

A contribuição de entidades como a OpenAI e de indivíduos como Elon Musk e a AI for Good de Bill Gates têm sido crucial para moldar o futuro da inteligência artificial, promovendo tanto a inovação quanto a conscientização sobre os desafios éticos e de segurança que acompanham essa tecnologia emergente.

CONCLUSÃO

Como pudemos ver nesse capítulo, a IA é uma área da ciência da computação que busca criar sistemas e dispositivos capazes de simular as capacidades humanas de raciocínio, aprendizado, percepção e interação.

Ao longo de sua história, ela passou por diversos períodos de ascensão e declínio, influenciados por fatores internos e externos, como o avanço teórico e tecnológico, o financiamento e o interesse público, e os desafios e limitações práticos.

Apresentamos um breve panorama da sua evolução, desde suas origens filosóficas e matemáticas, até seus principais resultados e aplicações nas últimas décadas. Destacamos alguns dos conceitos, técnicas e sistemas que marcaram a trajetória da IA, bem como alguns dos pesquisadores que fizeram história contribuindo para o desenvolvimento e o reconhecimento dessa área. A seguir, no próximo capítulo, discutiremos os fundamentos teóricos e metodológicos da IA, que servirão de base para o estudo das subáreas e dos tópicos específicos da área nos capítulos subsequentes.

LEITURAS SUGERIDAS

Bernoulli J. Ars Conjectandi. Basileia: Thurnisius; 1713.
Bostrom, N. (2014). *Superintelligence: Paths, Dangers, Strategies*. Oxford University Press. Acesso em 21 de jul de 2024.
Brown TB, Mann B, Ryder N, Subbiah M, Kaplan K Dhariwal P, et al. Language Models are Few-Shot Learners. Computation and Language; 2020. Disponível em: https://arxiv.org/abs/2005.14165. Acesso em 21 de jul de 2024.
Capek K, R.U.R. (Rossum's Universal Robots). Tradução de David Wyllie. Disponível em: https://commons.wikimedia.org/w/index.php?curid=78925460 Acesso em: 07 maio 2024.
Deepmind. AlphaGo. Disponível em: https://deepmind.google Acesso em: 06 de maio de 2024.
Gates B. The Age of AI Has Begun. Gates Notes; 2019. Disponível em: https://www.gatesnotes.com/Books/The-Age-of-AI-Has-Begun. Acesso em 21 de jul de 2024.
Goodfellow I, Bengio Y, Courville A. Deep learning. MIT Press; 2016.
Haykin S. Neural networks and learning machines. Pearson Education; 2009.
Luger GF. Inteligência artificial: estruturas e estratégias para a solução de problemas complexos. 6. ed. Porto Alegre: Bookman; 2013.

Microsoft. AI for Good. Microsoft Corporation; 2020. Disponível em: https://www.microsoft.com/ai/ai-for-good. Acesso em 21 de jul de 2024.

Microsoft. Introducing Microsoft 365 Copilot – your copilot for work. Microsoft Corporation; 2023. Disponível em: https://www.microsoft.com/en-us/microsoft-365/blog/2023/03/16/introducing-microsoft-365-copilot-your-copilot-for-work/. Acesso em 21 de jul de 2024.

Musk E. Elon Musk on Artificial Intelligence. TED Talks; 2018. Disponível em: https://www.ted.com/talks/elon_musk_on_artificial_intelligence. Acesso em 21 de jul de 2024.

Norvig P, Russell S. Inteligência artificial. 3. ed. Rio de Janeiro: Elsevier; 2013.

OpenAI. About OpenAI. 2015. Página inicial. Disponível em: https://www.openai.com/about/. Acesso em 21 de jul de 2024.

Russell S, Norvig P. Artificial intelligence: a modern approach. 4. ed. New York: Pearson; 2020.

Shelley M. Frankenstein; or The Modern Prometheus. Londres: Lackington, Hughes, Harding, Mavor & Jones; 1818.

Sutton RS, Barto AG. Reinforcement learning: an introduction. MIT Press; 2018.

CAPÍTULO 2

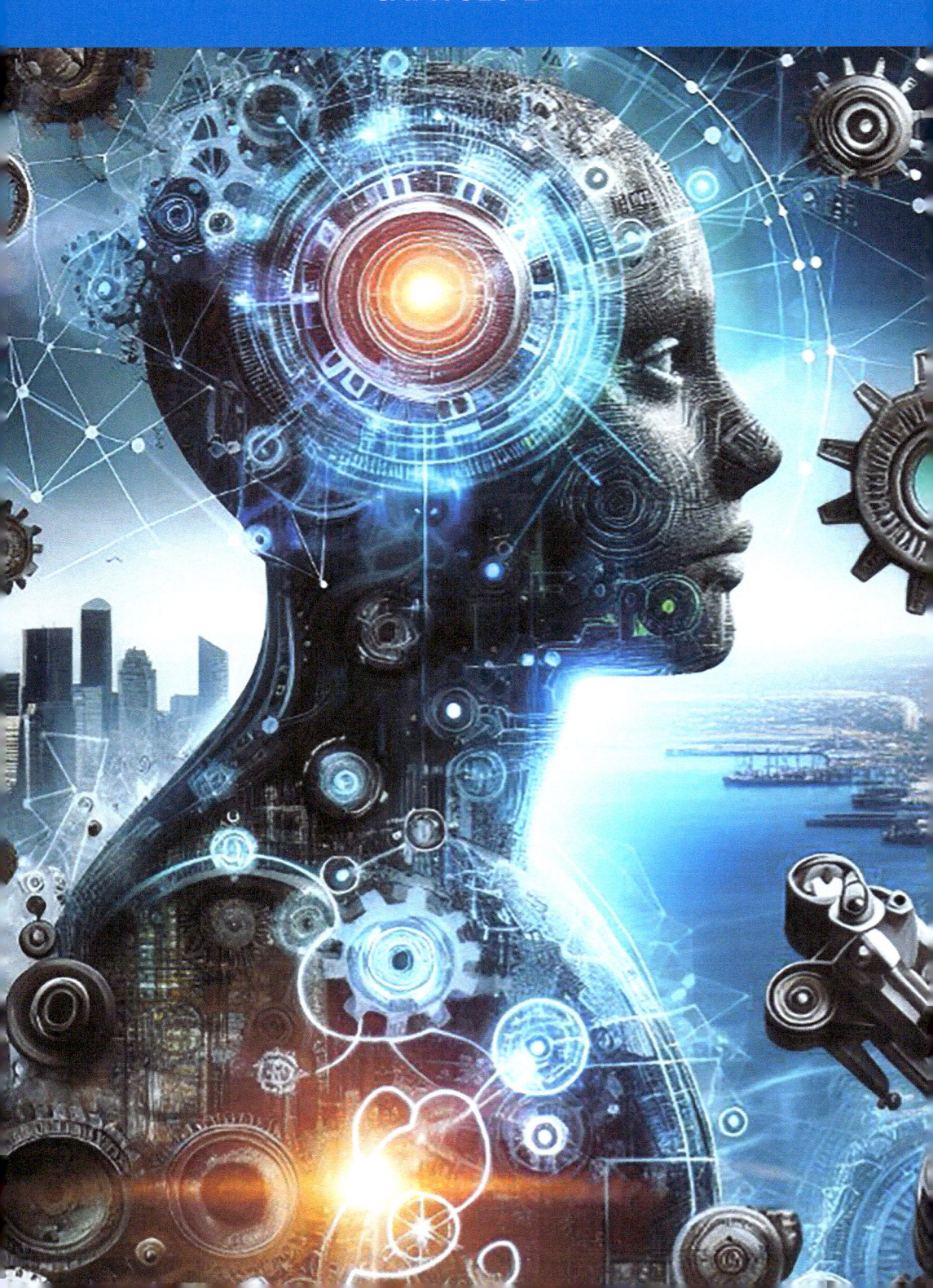

A INTELIGÊNCIA ARTIFICIAL (IA) – UMA REVOLUÇÃO EM CURSO

"Não precisamos de uma inteligência artificial que seja mais inteligente do que nós, precisamos de uma inteligência artificial que se importe conosco."

Elon Musk

A REVOLUÇÃO DO APRENDIZADO DE MÁQUINA

A inteligência artificial (IA) é "a ciência e a engenharia de produzir máquinas inteligentes". Sabemos que, desde a sua criação, ela passou por diferentes fases de desenvolvimento, marcadas por avanços e retrocessos, expectativas e frustrações. A primeira fase, conhecida como IA clássica, baseava-se na ideia de que a inteligência poderia ser representada por meio de regras lógicas e símbolos manipulados por algoritmos. Essa abordagem teve sucesso em resolver problemas bem definidos e estruturados, mas se mostrou limitada para lidar com a complexidade e a incerteza do mundo real.

O renascimento da IA veio com o desenvolvimento do aprendizado de máquina, especialmente o aprendizado profundo. Redes neurais, que imitam a estrutura do cérebro humano, permitiram avanços significativos na capacidade das máquinas de reconhecer padrões e aprender a partir de grandes conjuntos de dados. Essa abordagem, conhecida como IA conexionista, possibilitou a criação de sistemas de IA que superaram o desempenho humano em diversas tarefas, como reconhecimento de imagens, processamento de linguagem natural e jogos de estratégia.

As principais fontes de inspiração para o aprendizado de máquina são a biologia, a psicologia e a matemática. A biologia fornece modelos de como o cérebro e o sistema nervoso funcionam e se adaptam. A psicologia estuda os processos cognitivos e comportamentais dos seres humanos e animais. A matemática oferece ferramentas para formalizar e otimizar os problemas e as soluções. A interação entre essas disciplinas é fundamental para o avanço da IA. Para a melhor compreensão do assunto alguns termos que devem ser conhecidos estão no Quadro 2-1.

Quadro 2-1. Sumário de Termos Importantes em Inteligência Artificial

Termo	Definição	Desafios/características	Exemplos/aplicações	Referências
Big data	Grandes volumes de dados estruturados e não estruturados gerados por diferentes fontes	Armazenamento, processamento, privacidade e qualidade dos dados	Redes sociais, sensores, dispositivos móveis e transações on-line	Chen et al., 2012[1]
Algoritmos	Passos lógicos e finitos que solucionam um problema ou fazem uma tarefa	Complexidade, eficiência, correção e aperfeiçoamento	Árvores de decisão, redes bayesianas, algoritmos genéticos e redes neurais	Russell e Norvig, 2016[2]
Processamento de linguagem neural (PLN)	Ramo da IA que estuda as interações entre máquinas e linguagens humanas	Análise e síntese de texto e fala	Sistemas de diálogo, tradução automática, extração de informação, sumarização de texto e análise de sentimento	Jurafsky e Martin, 2019[3]
Visão computacional	Campo da IA que se dedica a fazer com que as máquinas possam ver e compreender o mundo visual	Captura, processamento e análise de imagens e vídeos	Reconhecimento facial, detecção de objetos, realidade aumentada, veículos autônomos e diagnóstico médico	Szeliski, 2010[4]
Aprendizado profundo (Deep Learning)	Subcampo do aprendizado de máquina baseado em redes neurais artificiais com várias camadas de processamento	Grandes quantidades de dados e poder computacional, algoritmos de otimização, regularização e inicialização	Processamento de linguagem natural, visão computacional, síntese de áudio e geração de texto	Goodfellow et al., 2016[5]

INTELIGÊNCIA ARTIFICAL (IA) NA VIDA COTIDIANA

A IA está presente em muitos aspectos da vida diária. Sistemas de recomendação, assistentes virtuais e veículos autônomos são alguns exemplos de como a IA se tornou comum. Essa presença levanta questões importantes sobre privacidade, segurança e o futuro do trabalho. Podemos afirmar que é quase impossível uma pessoa acordar e viver seu dia sem usar alguma ferramenta de IA. Se observarmos ao nosso redor, já podemos ver *smart* TVs, assistentes virtuais, sistemas de *streaming*, *smartphones*; uma lista interminável de facilitadores.

Os assistentes virtuais, como Siri, Alexa e Google Assistant, são aplicações de IA que usam processamento de linguagem natural e síntese de voz para interagir com os usuários por meio de comandos de voz. Eles podem realizar diversas tarefas, como pesquisar informações, agendar compromissos, controlar dispositivos domésticos e tocar músicas. Esses assistentes coletam e armazenam dados dos usuários para melhorar sua *performance* e personalizar seus serviços. No entanto, isso também gera preocupações sobre como esses dados são usados, compartilhados e protegidos.

Sistemas de recomendação, como Netflix, Amazon e Spotify, são aplicações de IA que usam aprendizado de máquina para analisar os hábitos, preferências e comportamentos dos usuários e oferecer sugestões de produtos, filmes, músicas e outros conteúdos. Eles podem aumentar a satisfação, a fidelidade e o consumo dos usuários, mas também podem influenciar suas escolhas, reforçar seus vieses e reduzir sua diversidade. Como tudo no Mundo, na IA também teremos muitos prós e contras, e teremos que aprender a utilizá-la, extraindo o melhor que ela pode oferecer em nosso benefício.

Veículos autônomos, como carros, drones e robôs, são aplicações de IA que usam visão computacional, sensores e algoritmos de controle para navegar de forma independente e segura em ambientes dinâmicos. Eles podem trazer benefícios como redução de acidentes, congestionamentos e emissões de poluentes, mas também podem apresentar riscos como falhas técnicas, ataques cibernéticos e questionamentos sobre a responsabilidade legal. Eles já estão sendo testados e as falhas técnicas já vêm surgindo e desafiando os cientistas.

É importante ressaltar que as dificuldades para gerir a IA vêm na mesma velocidade que as facilidades e vantagens das ferramentas que nos são apresentadas. Hoje é praticamente impossível uma pessoa entrar no seu carro e não se utilizar de um aplicativo de GPS mesmo sabendo o caminho pois esses aplicativos já nos entregam muito mais que o simples caminho a seguir. Com eles temos avisos de acidentes, podemos conectar com os aplicativos de música e muitas outras facilidades.

DESAFIOS E CRÍTICAS

A IA não está isenta de críticas, muito pelo contrário. Questões como viés algorítmico, falta de transparência e potencial para uso indevido são preocupações crescentes. A sociedade está apenas começando a entender como regular e controlar essa poderosa tecnologia. Como ela se alimenta dos conteúdos fornecidos por nós mesmos e aprende com eles, a IA é um reflexo direto do pensamento humano.

Viés algorítmico é o fenômeno de que os sistemas de IA podem reproduzir ou amplificar os preconceitos e as discriminações presentes nos dados, nos modelos ou nos desenvolvedores. Por exemplo, sistemas de recrutamento podem excluir candidatos com base em gênero ou etnia, e sistemas de crédito podem negar empréstimos com base em classe social. Esses sistemas podem afetar negativamente a vida e os direitos das pessoas, gerando desigualdades e injustiças.

Falta de transparência é o problema de que os sistemas de IA podem ser difíceis de entender, explicar ou justificar, especialmente os baseados em aprendizado profundo. Por exemplo, sistemas de diagnóstico médico podem fornecer resultados sem mostrar as evidências ou os critérios usados, sistemas de filtragem de conteúdo podem remover ou priorizar informações sem revelar os motivos ou as fontes, e sistemas de tomada de decisão podem influenciar ou substituir a ação humana sem fornecer as razões ou as consequências. Esses sistemas podem afetar a confiança, a responsabilidade e a autonomia das pessoas, gerando desinformação e manipulação.

Potencial para uso indevido é o risco de que os sistemas de IA possam ser usados para fins maliciosos, antiéticos ou ilegais. Por exemplo, sistemas de geração de texto podem ser usados para criar notícias falsas, sistemas de síntese de voz ou imagem podem ser usados para criar conteúdos falsificados, e sistemas de armas autônomas podem ser usados para causar danos ou mortes.

Deep fake é o termo usado para descrever esses conteúdos falsificados que usam a IA para manipular voz, imagem ou vídeo de uma pessoa, fazendo-a parecer ou dizer algo que não é real. Esses conteúdos podem ter efeitos negativos na reputação, na privacidade e nos direitos das pessoas, além de gerar confusão e desconfiança na sociedade. Como disse o pesquisador de IA Alex Champandard, "*deep fake* é uma arma de destruição em massa da verdade".

No entanto, a IA não é uma ciência neutra ou imparcial. Ela reflete os valores, as crenças e os interesses dos seus criadores e usuários. Por isso, é preciso ter uma ética da IA, que oriente o seu desenvolvimento e aplicação de acordo com princípios universais de dignidade, liberdade e responsabilidade. Como disse o físico alemão Heisenberg, "Não existe ciência má, existe o mau uso da ciência". Portanto, cabe aos seres humanos garantir que a IA seja usada para o bem, e não para o mal, da humanidade.

O FUTURO DA INTELIGÊNCIA ARTIFICAL (IA)

O futuro da IA promete ser ainda mais revolucionário. Com o avanço contínuo da computação quântica e da biotecnologia, a IA tem o potencial de transformar todos os aspectos da existência humana, desde a forma como interagimos uns com os outros até como entendemos a própria vida.

Computação quântica é o paradigma de computação que usa os princípios da mecânica quântica, como superposição e entrelaçamento, para realizar operações com *bits* quânticos, que podem assumir valores de 0, 1 ou ambos ao mesmo tempo. Essa propriedade permite que os computadores quânticos realizem cálculos muito mais rápidos e complexos do que os computadores clássicos, abrindo novas possibilidades para a IA. Por exemplo, a computação quântica pode melhorar a capacidade de processar grandes volumes de dados, resolver problemas de otimização e simular sistemas físicos e químicos.

Biotecnologia é o campo que usa a biologia, a engenharia e a tecnologia para modificar ou manipular organismos vivos ou seus componentes. Essa área tem aplicações em diversos setores, como saúde, agricultura e energia. A biotecnologia pode beneficiar-se da IA para acelerar o desenvolvimento de novas terapias, vacinas e diagnósticos, bem como para criar formas de vida sintética e híbrida.

A convergência entre a IA, a computação quântica e a biotecnologia podem gerar mudanças profundas na sociedade e na humanidade. Alguns cenários possíveis são: a criação de uma inteligência artificial geral (IAG), capaz de realizar qualquer tarefa intelectual que um humano pode fazer; a criação de uma inteligência artificial superinteligente (IAS), capaz de superar a inteligência humana em todos os domínios; a fusão entre humanos e máquinas, por meio de interfaces cérebro-computador ou implantes cibernéticos; e a emergência de novas formas de vida e de consciência, que desafiam as fronteiras entre o natural e o artificial, o orgânico e o inorgânico, o vivo e o morto.

CONCLUSÃO

Este capítulo estabeleceu as bases para entender a trajetória da IA, desde suas origens conceituais até sua presença ubíqua na sociedade moderna. À medida que avançarmos para os próximos capítulos, exploraremos como essa tecnologia está moldando o campo da medicina, prometendo revolucionar a saúde e o bem-estar humano.

A medicina é uma das áreas mais antigas e nobres da atividade humana, dedicada a prevenir, diagnosticar, tratar e curar doenças. A medicina também é uma das áreas mais desafiadoras e complexas, envolvendo conhecimentos científicos, habilidades técnicas, valores éticos e relações interpessoais. A medicina é, portanto, um campo fértil para a aplicação da IA, que pode oferecer benefícios como maior precisão, eficiência, acessibilidade e personalização dos serviços de saúde.

No entanto, a IA também pode trazer riscos e desafios para a medicina, como perda de autonomia, privacidade, confiança e humanidade dos profissionais e dos pacientes. A medicina é um campo crítico para a reflexão sobre a IA, que pode exigir novas normas, regulamentações, educações e responsabilidades dos envolvidos na produção e no uso dessa tecnologia.

Nos próximos capítulos, veremos assuntos como a ética e a moral nos mecanismos autônomos, como a IA está impactando diferentes áreas da medicina, como diagnóstico, tratamento, prevenção, pesquisa e educação. Também veremos como a medicina está influenciando o desenvolvimento da IA, como fonte de inspiração, de dados e de problemas. Por fim, veremos como a IA e a medicina podem integrar-se de forma sinérgica, ética e humana, visando o bem-estar individual e coletivo.

REFERÊNCIAS BIBLIOGRÁFICAS

1. Chen H, Chiang RH, Storey VC. Business intelligence and analytics: from big data to big impact. MIS quarterly; 2012. p. 1165-1188.
2. Russell SJ, Norvig P. Artificial intelligence: a modern approach. Pearson; 2016.
3. Jurafsky D, Martin JH. Speech and language processing. Pearson Education International; 2019.
4. Szeliski R. Computer vision: algorithms and applications. Springer Science & Business Media; 2010.
5. Goodfellow I, Bengio Y, Courville A. Deep learning. MIT Press; 2016.

LEITURAS SUGERIDAS

Bostrom N. Superintelligence: Paths, dangers, strategies. OUP Oxford; 2014.
Crawford K, Calo R. There is a blind spot in AI research. Nature News 2016;538(7625):311-313.
Domingos P. The master algorithm: how the quest for the ultimate learning machine will remake our world. Basic Books; 2015.
Harari YN. 21 lessons for the 21st century. Random House; 2018.
Kurzweil R. The singularity is near: When humans transcend biology. Penguin; 2005.
Mitchell TM. Machine learning. McGraw Hill; 1997.
Müller VC, Bostrom N. Future progress in artificial intelligence: A survey of expert opinion. In: Fundamental issues of artificial intelligence. Cham: Springer; 2016. pp. 555-572.
O'Neil C. Weapons of math destruction: How big data increases inequality and threatens democracy. Broadway Books; 2016.
Solaiman I, Brundage M, Clark J. AI-generated synthetic media: The challenge of detecting, assessing, and responding to the threat. In: Proceedings of the 2019 AAAI/ACM Conference on AI, Ethics, and Society; 2019. pp. 473-479.
Tegmark M. Life [URL]: Being human in the age of artificial intelligence. Knopf; 2017.

CAPÍTULO 3

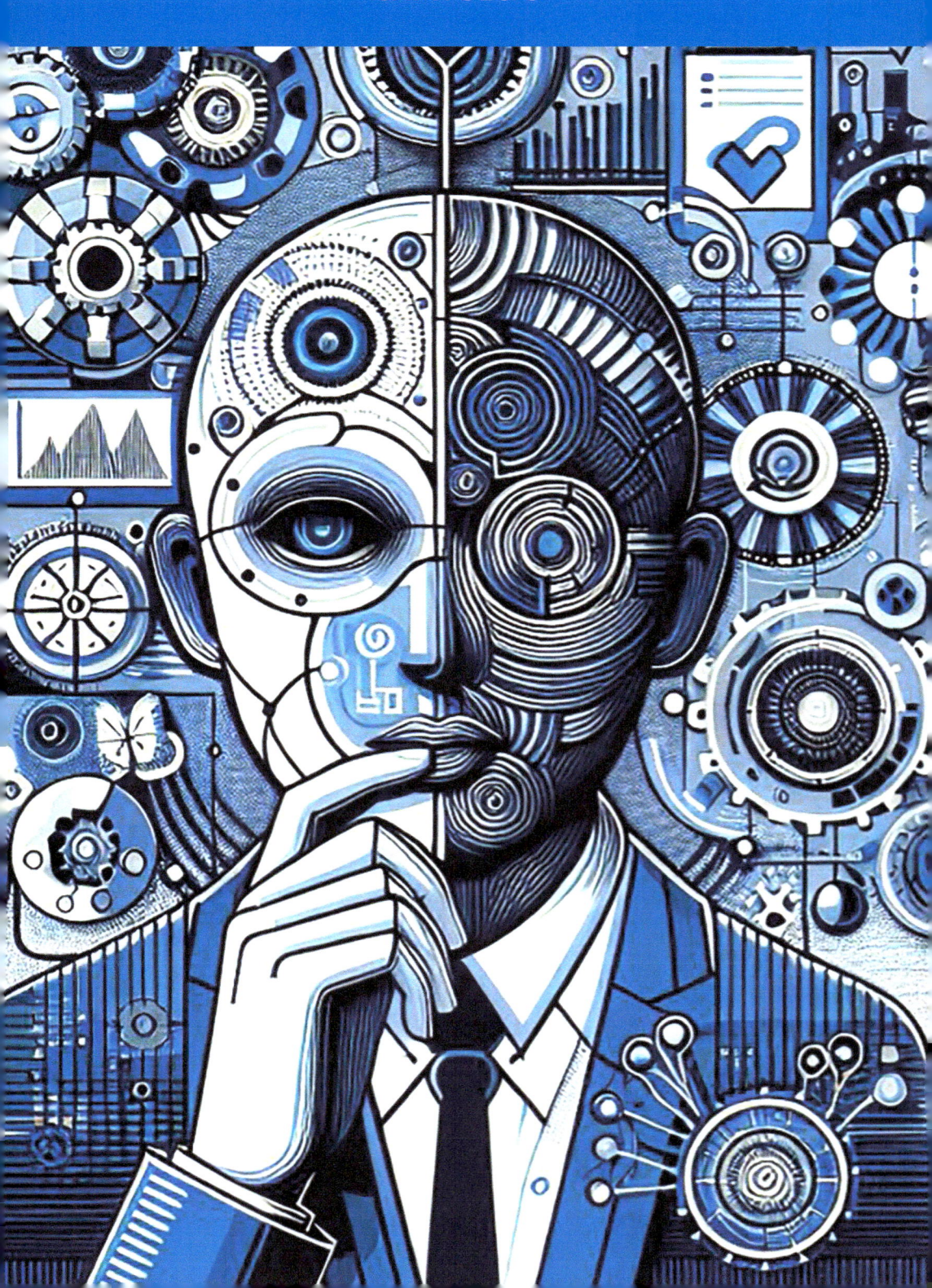

A ÉTICA E A MORAL

"A ética é a atividade do homem dirigida a garantir a perfeição interior de sua própria personalidade."

Albert Schweitzer, 1931

Neste capítulo iremos abordar brevemente alguns aspectos éticos relevantes para o uso dos sistemas inteligentes e autônomos. Veremos as questões morais e legais que surgem quando os sistemas de inteligência artificial (IA) fazem escolhas que influenciam os seres humanos e o ambiente, e como podemos assegurar que esses sistemas atuem de acordo com os valores e os direitos humanos. Vamos também analisar os desafios e as oportunidades que a autonomia traz para o progresso humano e social, e como podemos incentivar uma participação democrática e inclusiva na governança da IA e da autonomia.

Uma maneira de pensar nas diferenças entre ética e moral é observar, em primeiro lugar, a origem etimológica dessas palavras. Ética vem da palavra grega *êthos*, que significa "caráter". Ela era usada para designar as formas de agir de uma pessoa, ou seja, seus atos e comportamentos. Outra variante de *êthos* era a palavra *éthos*, que significa "costume" e pode se referir a uma sociedade. O termo em latim que corresponde a *éthos* é *moris*, de onde tiramos a palavra moral.

A ética é o comportamento individual refletido, baseado em um código de conduta universalmente aceito. É o ramo da filosofia que se dedica a compreender e refletir sobre as ações humanas, classificando-as como certas ou erradas. Portanto, a ética pode ser considerada uma forma de filosofia moral. Por outro lado, a moral é o conjunto de costumes e hábitos de um povo ou sociedade em um determinado tempo e lugar. Os hábitos sociais estão em constante mudança e, por isso, podemos dizer que a moral também está, ambos variando de acordo com a sociedade e o grupo social nos quais se inserem.

Considerando que a ética é um princípio racional e universal que orienta as ações humanas, e a moral um conjunto de normas e regras que variam conforme o tempo e o espaço, a ética questiona e critica a moral, buscando compreender seus fundamentos e suas consequências. Por exemplo, uma sociedade pode ter uma moral que aceite a escravidão, mas isso não significa que essa prática seja ética, muito pelo contrário. A ética irá revelar as injustiças e as violações dos direitos humanos que estão por trás da moral escravocrata local. No mundo desigual em que estamos inseridos, esse assunto é cheio de exemplos nos quais a ética irá ser contra a moral vigente.

Um breve resumo é apresentado no Quadro 3-1.

A ética se relaciona com a inteligência artificial (IA) e a autonomia de várias formas, tanto em termos de como os sistemas autônomos devem agir quanto em termos de como os humanos devem projetar, usar e regular esses sistemas para que sejam universalmente aceitos.

Quadro 3-1. Resumos de Ética e Moral

Conceito	Definição
Ética	Reflexão filosófica sobre as ações morais, envolvendo valores e escolhas. É um código universalmente aceito
Moral	Conjunto de costumes, hábitos e normas que regulam as relações sociais em uma determinada época e lugar. Depende do contexto histórico e cultural, podendo mudar conforme as circunstâncias e os interesses dos grupos sociais
Ética x moral	A ética avalia e julga a moral, buscando estabelecer princípios universais e racionais que orientem as ações humanas

"A excelência moral é resultado do hábito. Nós nos tornamos justos praticando atos justos, temperantes praticando atos temperantes, corajosos praticando atos corajosos."

(Aristóteles, Ética a Nicômaco, II.1)

Como estamos falando de IA e ela, por conceito, aprende com o que lhe ensinamos, certamente ensinar ética e moral a mecanismos autônomos é um dos grandes desafios para a humanidade daqui para a frente. Ainda mais levando-se em consideração que os sistemas e mecanismos serão produzidos por diversos indivíduos, de diversos locais com culturas e padrões morais bastante distintos, como já exemplificamos.

Falando sobre a autonomia, ela é a capacidade de um agente ou sistema de agir de forma independente, sem intervenção ou controle externo. A autonomia pode ser aplicada em diferentes domínios e níveis, desde sistemas simples que executam tarefas pré-definidas até sistemas complexos que interagem com o ambiente e com outros agentes, adaptando-se e aprendendo com as suas experiências. A autonomia também pode ser vista como um valor humano, relacionado com a liberdade, o respeito e a dignidade.

Um dos desafios éticos da IA e da autonomia é definir quais são os objetivos, as regras e os valores que devem guiar os sistemas autônomos, especialmente quando eles estão envolvidos em decisões que afetam a vida, a saúde, a segurança ou os direitos das pessoas. Esses sistemas devem ser capazes de respeitar os princípios éticos universais, como a dignidade humana, a não maleficência, a beneficência, a justiça e a solidariedade, mas também levar em conta as especificidades culturais, sociais e legais dos contextos em que atuam. Além disso, eles devem ser transparentes, explicáveis, auditáveis e responsivos ao *feedback* humano, evitando comportamentos imprevisíveis, indesejáveis ou perigosos (Quadro 3-2).[1]

Outro desafio ético da IA e da autonomia é determinar quem é responsável pelas consequências das ações dos sistemas autônomos, seja em termos morais, legais ou sociais. A responsabilidade pode ser atribuída aos desenvolvedores, aos usuários, aos proprietários, aos operadores, aos supervisores ou aos próprios sistemas, dependendo do grau de controle, intervenção ou influência que cada um tem sobre o sistema. A responsabilidade também pode ser compartilhada ou distribuída entre vários agentes, o que requer mecanismos de coordenação, comunicação e prestação de contas. A atribuição da responsabilidade deve ser clara, justa e proporcional, levando em consideração os riscos, os benefícios e os impactos dos sistemas autônomos para os indivíduos e para a sociedade.[2,3]

Quadro 3-2. Desafios Éticos da Inteligência Artificial

Desafios éticos da IA e da autonomia	Princípios éticos universais	Outras considerações	Características desejáveis
Definir objetivos, regras e valores	Dignidade humana, não maleficência, beneficência, justiça, solidariedade	Especificidades culturais, sociais e legais dos contextos	Transparentes, explicáveis, auditáveis, responsivos ao *feedback* humano
Decisões que afetam vida, saúde, segurança ou direitos das pessoas			Evitar comportamentos imprevisíveis, indesejáveis ou perigosos

Podemos considerar que uma forma de abordar os desafios éticos da autonomia é adotar uma perspectiva participativa, que envolva as partes interessadas relevantes na concepção, implementação e avaliação dos sistemas autônomos. Essa abordagem pode promover a transparência, a confiança, o consentimento, a diversidade e a inclusão, bem como facilitar o diálogo e a deliberação sobre as questões morais envolvidas. No entanto, essa abordagem também requer recursos, tempo, habilidades e ferramentas adequados para ser efetiva e representativa.[4,5] Além disso, ela não elimina a necessidade de estabelecer normas, padrões e regulamentos para garantir a ética e a responsabilidade na autonomia.

Por fim, um desafio ético da IA é promover a confiança e a aceitação dos sistemas autônomos por parte das pessoas. Isso requer que os sistemas sejam transparentes, explicáveis, verificáveis e auditáveis, permitindo que as pessoas entendam como e por que eles tomam certas decisões, e que possam monitorar, corrigir e contestar essas decisões se necessário. Também requer que os sistemas sejam seguros, confiáveis, robustos e resilientes, evitando falhas, erros ou ataques que possam causar danos ou prejuízos. Além disso, requer que os sistemas sejam respeitosos, empáticos, colaborativos e adaptativos, levando em conta as necessidades, as emoções, as preferências e os valores das pessoas.

Como podemos constatar após a leitura desse capítulo é que, assim como no nosso cotidiano, a discussão sobre ética e moral no campo da IA é um assunto de extrema dificuldade pois trata de inferir a máquinas e a sistemas características humanas. Sem sombra de dúvidas poderíamos desenvolver mais o tema, porém, o motivo desse livro é abordar a IA no campo da medicina, e é o que faremos no próximo capítulo, mas antes vamos destacar as principais perguntas que surgem ao abordarmos o assunto ética e moral na IA:

- Como garantir que os sistemas autônomos respeitem a privacidade, a confidencialidade e o consentimento dos indivíduos e grupos que usam ou são afetados por eles?
- Como evitar ou mitigar os possíveis impactos negativos da IA e da autonomia na desigualdade, na discriminação, na exclusão ou na marginalização de pessoas ou comunidades?
- Como assegurar que os sistemas autônomos sejam confiáveis, seguros, robustos e resilientes, evitando falhas, erros, ataques ou abusos que possam causar danos físicos, psicológicos ou sociais?
- Como distribuir a responsabilidade e a prestação de contas pelos resultados e pelas consequências das ações dos sistemas autônomos, considerando os diferentes papéis e interesses dos desenvolvedores, dos fornecedores, dos usuários, dos reguladores e dos afetados?

- Como promover a participação, a deliberação e o controle democráticos sobre os processos de criação, implantação e uso dos sistemas autônomos, garantindo que eles reflitam e atendam às necessidades, aos valores e aos direitos das pessoas e da sociedade?

Essas respostas ainda não as temos de uma forma definitiva e talvez esse seja o maior desafio que o uso da IA apresenta: garantir que a ética e a moral sejam preservados dentro do contexto universal e inovador que ela nos traz.

REFERÊNCIAS BIBLIOGRÁFICAS

1. Floridi L, Cowls J, Beltrametti M, Chatila R, Chazerand P, Dignum V et al. AI4People-An Ethical Framework for a Good AI Society: Opportunities, Risks, Principles, and Recommendations. Minds and Machines (Dordr). 2018;28(4):689-707.
2. Bryson JJ, Diamantis ME, Grant TD. Of, for, and by the people: the legal lacuna of synthetic persons. Artificial Intelligence and Law 2017;25(3):273-291.
3. Santoni de Sio F, van den Hoven J. Meaningful Human Control over Autonomous Systems: A Philosophical Account. Frontiers in Robotics and AI 2018 Feb 28;5:15.
4. Van Wynsberghe A, Robbins S. Critiquing the reasons for making artificial moral agents. Science and Engineering Ethics 2019;25(3):719-735.
5. Arnold M, Bellamy RKE, Hind M, Houde S, Mehta S, Mojsilovic A et al. FactSheets: Increasing trust in AI services through supplier's declarations of conformity. IBM J Res Devel. 2020;63(4/5):6-1.

LEITURAS SUGERIDAS

Floridi L, Sanders JW. On the morality of artificial agents. Minds and Machines 2004;14(3):349-379.

Lin P, Abney K, Bekey GA. Robot ethics: the ethical and social implications of robotics. MIT Press, 2012.

Winfield AF, Jirotka M. Ethical governance is essential to building trust in robotics and artificial intelligence systems. Philosophical Transactions of the Royal Society A: Mathematical, Physical and Engineering Sciences 2018;376(2133):20180085.

CAPÍTULO 4

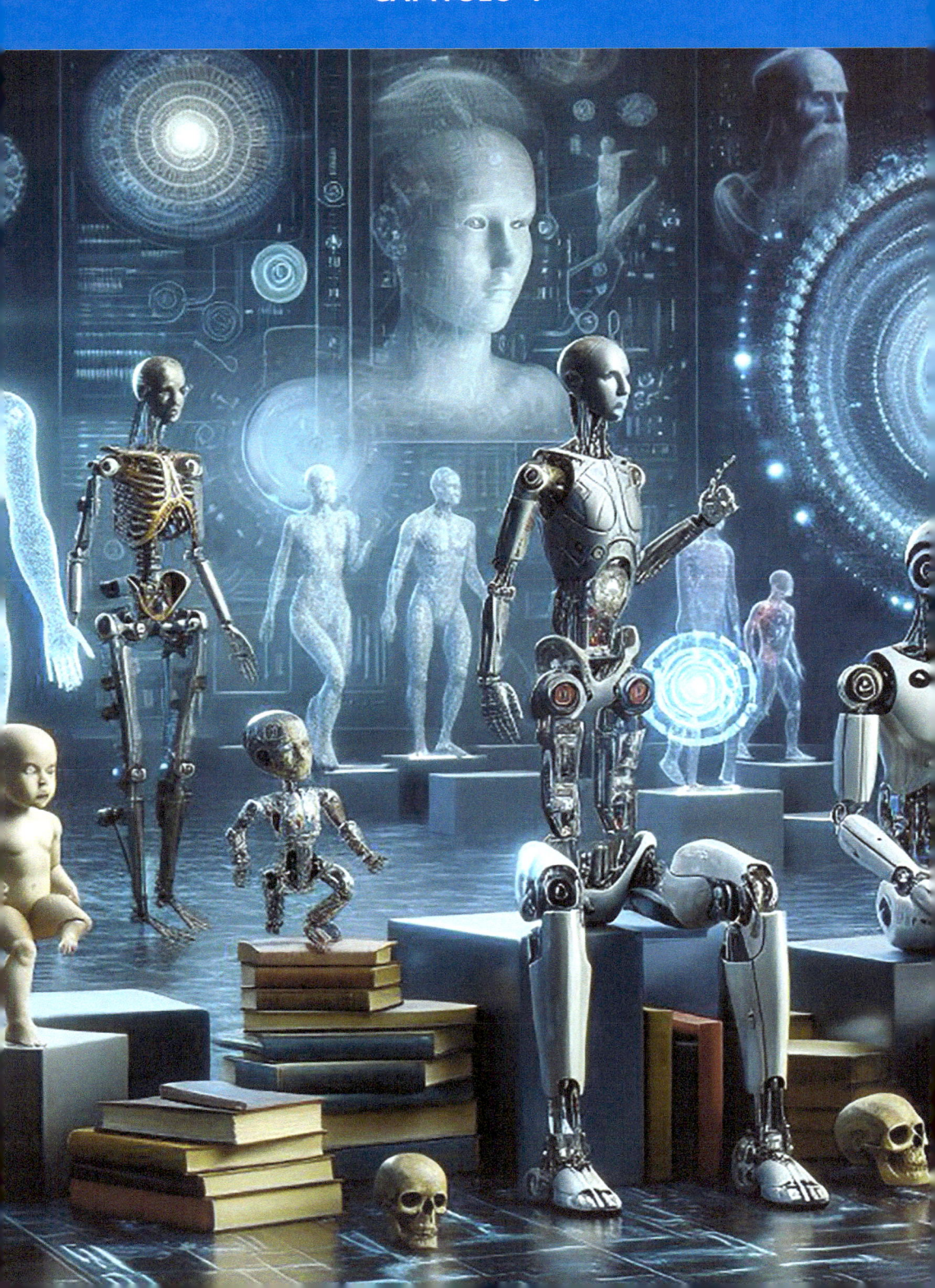

INTELIGÊNCIA ARTIFICIAL (IA) NA MEDICINA – PRIMEIROS PASSOS: UM PANORAMA HISTÓRICO E ATUAL DA APLICAÇÃO DA IA EM DIAGNÓSTICOS E TRATAMENTOS MÉDICOS

"O uso da inteligência artificial na medicina não é uma questão de substituir os médicos, mas de ampliar suas capacidades e apoiar suas decisões."

Eric Topol

INTRODUÇÃO

A inteligência artificial (IA) é um campo da ciência da computação que busca criar sistemas capazes de realizar tarefas que normalmente exigiriam inteligência humana, como reconhecimento de padrões, aprendizado, raciocínio, tomada de decisão e solução de problemas. A IA tem sido aplicada em diversas áreas do conhecimento, como educação, entretenimento, negócios, segurança, transporte e, especialmente, saúde.

A saúde é um domínio complexo e multidisciplinar, que envolve desde a prevenção, o diagnóstico, o tratamento e o acompanhamento de doenças, até a gestão, a pesquisa e a educação em saúde. A IA pode contribuir para melhorar a qualidade, a eficiência, a acessibilidade e a equidade dos serviços de saúde, oferecendo soluções inovadoras para os desafios enfrentados pelos profissionais, pelos gestores, pelos pesquisadores e pelos pacientes.

Neste capítulo, vamos apresentar uma visão geral da história e do estado da arte da IA na medicina, com foco nas aplicações em diagnósticos e tratamentos.

HISTÓRICO DA INTELIGÊNCIA ARTIFICIAL (IA) EM DIAGNÓSTICOS E TRATAMENTOS

A IA na medicina é uma área que remonta aos primórdios da própria IA, na década de 1950. Desde então, vários projetos, sistemas e estudos de caso foram desenvolvidos, demonstrando o seu potencial e impacto. Nesta seção, vamos destacar alguns dos seus marcos históricos em diagnósticos e tratamentos, divididos em três fases: a fase simbólica, a fase conexionista e a fase híbrida.

Fase Simbólica

A fase simbólica da IA na medicina estendeu-se desde o final da década de 1950 até o final da década de 1980. Nessa fase, predominaram as abordagens baseadas em regras, em lógica e em conhecimento explícito, que buscavam representar e manipular o raciocínio médico de forma simbólica e formal. Essas abordagens deram origem aos chamados sistemas especialistas, que eram programas capazes de resolver problemas específicos de um domínio, utilizando o conhecimento de um ou mais especialistas humanos.

Um dos primeiros e mais famosos sistemas dessa fase foi o Dendral, criado na década de 1960 por Edward Feigenbaum, Bruce Buchanan e Joshua Lederberg, na Universidade de Stanford. Ele era um sistema que auxiliava químicos orgânicos na identificação de estruturas moleculares a partir de dados espectrométricos. O sistema utilizava regras de produção, que eram condições que acionavam ações, para gerar e testar hipóteses sobre as possíveis estruturas moleculares. Foi considerado um sucesso, pois conseguiu reproduzir o raciocínio de especialistas humanos e resolver problemas reais de química orgânica, o que parecia impossível.

O Dendral inspirou o desenvolvimento de outros sistemas especialistas na medicina, como o Mycin, o Internist e o Casnet. O Mycin, criado na década de 1970 por Edward Shortliffe, na Universidade de Stanford, era um sistema que auxiliava médicos no diagnóstico e no tratamento de infecções bacterianas do sangue. Ele utilizava regras baseadas em lógica *fuzzy*, que permitiam lidar com incertezas e graus de confiança, para inferir os microrganismos causadores das infecções e recomendar os antibióticos mais adequados.

Lógica *fuzzy*, ou lógica difusa, é um sistema de lógica que lida com a incerteza e a imprecisão, permitindo valores intermediários entre "verdadeiro" e "falso". Desenvolvida por Lotfi Zadeh em 1965, ela se utiliza de conceitos da teoria dos conjuntos *fuzzy*, onde os elementos têm graus de pertinência variando entre 0 e 1. Isso a torna ideal para modelar processos complexos e sistemas de controle nos quais a informação não é precisa.

O Internist, criado na década de 1970 por Harry Pople, na Universidade de Pittsburgh, era um sistema que auxiliava médicos no diagnóstico de doenças internas. Ele utilizava uma rede semântica para armazenar e recuperar o conhecimento médico. Foi capaz de gerar listas de diagnósticos diferenciais, ou seja, de possíveis doenças que explicavam os sintomas do paciente, ordenadas por probabilidade de acontecimento. O sistema foi considerado um dos mais abrangentes e sofisticados da IA na medicina, pois abarcava mais de 600 doenças e 4.500 achados clínicos.

O Casnet, criado na década de 1970 por Jerome Kassirer, na Universidade de Tufts – Massachussetts, era um sistema que auxiliava médicos no diagnóstico de doenças oculares. Ele utilizava uma rede bayesiana, que era uma estrutura que representava variáveis e dependências probabilísticas entre elas, para modelar e atualizar o conhecimento médico. Era capaz de calcular as probabilidades de diferentes diagnósticos, dada a evidência disponível, e de sugerir os exames mais relevantes para confirmar ou descartar as hipóteses. Foi considerado um dos sistemas mais rigorosos e precisos da IA na medicina, pois incorporava princípios estatísticos e matemáticos ao raciocínio médico.

Fase Conexionista

A fase conexionista da IA na medicina estendeu-se desde o final da década de 1980 até o início da década de 2010. Nessa fase, predominaram as abordagens baseadas em redes neurais artificiais, que eram estruturas que simulavam o funcionamento do cérebro humano, compostas por unidades de processamento interconectadas, que aprendiam a partir de dados e de experiências. Essas abordagens deram origem aos chamados sistemas de aprendizado de máquina, que eram programas capazes de adquirir e melhorar o conhecimento de um domínio, sem a necessidade de programação explícita.

Temos o AIM (*Artificial Inteligence in Medicina*) que incluía os sistemas ANALOGY e o NEUROSPY como principais exemplos de programas da fase conexionista. Desenvolvidos em Stanford eles foram desenvolvidos para resolver e diagnosticar problemas complexos comparando com casos já conhecidos e para diagnosticar distúrbios neurológicos e psiquiátricos, respectivamente.[1]

O QMR-DT, criado na década de 1990 por David Heckerman, na Microsoft Research, era um sistema que auxiliava médicos no diagnóstico de doenças internas. Ele utilizava uma árvore de decisão, que era uma estrutura que representava uma sequência de testes e de resultados, para inferir os diagnósticos mais prováveis, a partir de dados clínicos. Esse sistema foi considerado um dos sistemas de aprendizado de máquina mais eficientes e robustos da época, pois utilizava um algoritmo de aprendizado baseado em entropia e em ganho de informação.[2]

Chegamos ao Pomeroy, que foi criado na década de 2000 por David Buckeridge, na Universidade McGill – Montreal, Canadá, era um sistema que auxiliava médicos a diagnosticar doeças infecciosas. O Pomeroy utilizava uma rede neural artificial do tipo autoencoder, que era uma estrutura que realizava uma redução de dimensionalidade, baseada em uma codificação e em uma decodificação dos dados. Esse sistema foi considerado um dos mais avançados e flexíveis, pois utilizava um algoritmo de aprendizado baseado em gradiente e em retropropagação.[3]

Fase Híbrida

A fase híbrida da IA na medicina estende-se desde o início da década de 2010 até os dias atuais. Nessa fase, predominam as abordagens baseadas em aprendizado profundo, que são técnicas que combinam redes neurais artificiais com múltiplas camadas de processamento, capazes de extrair e de representar características complexas e abstratas dos dados. Essas abordagens deram origem aos chamados sistemas de aprendizado profundo, que são programas capazes de resolver problemas difíceis e de alto nível, utilizando grandes volumes de dados e de computação.

Um dos primeiros e mais famosos sistemas de aprendizado profundo foi o AlexNet, criado na década de 2010 por Alex Krizhevsky, Ilya Sutskever e Geoffrey Hinton, na Universidade de Toronto. Ele é um sistema que auxilia médicos no diagnóstico de doenças dermatológicas, a partir de imagens de lesões de pele. O AlexNet utiliza uma rede neural artificial do tipo convolucional, que é uma estrutura que realiza a extração de características das lesões, baseada em filtros, em operações de convolução e em *pooling*. O sistema foi um sucesso e conseguiu vencer o desafio ImageNet, superando o desempenho de sistemas e de humanos na classificação de imagens.[4]

Outros sistemas aprendizado profundo foram desenvolvidos a partir dele, como o DeepMind, o Watson e o AlphaFold. O DeepMind, foi criado na década de 2010 por Demis Hassabis, Shane Legg e Mustafa Suleyman, na empresa DeepMind. É um sistema que auxilia médicos no diagnóstico de doenças oculares, a partir de imagens de tomografia de coerência óptica. Ele utiliza uma rede neural artificial do tipo residual, que é uma estrutura que realiza uma otimização do aprendizado, baseada em conexões de salto e em normalização de lote. O DeepMind foi considerado, entre os sistemas de aprendizado profundo, o mais inovador e poderoso, pois demonstrou um desempenho equivalente ao de especialistas humanos em diagnósticos de oftalmologia.

O Watson for Oncology,[5] criado na década de 2010 por David Ferrucci, na empresa IBM, é um sistema que auxilia médicos no tratamento de doenças oncológicas, a partir de dados de pacientes e de literatura médica. Ele utiliza uma rede neural artificial do tipo recorrente, uma estrutura que realiza uma análise de sequências, baseada em células de memória, em portas de esquecimento e em atenção. Foi considerado um dos sistemas de aprendizado profundo mais sofisticados pois combinava técnicas de processamento de linguagem natural, de recuperação de informação e de geração de texto.

O AlphaFold, criado na década de 2020 por John Jumper, também criado na empresa DeepMind, é um sistema que auxilia pesquisadores no estudo de proteínas, a partir de sequências de aminoácidos.[6] Ele utiliza uma rede neural artificial do tipo *transformer*, que é uma estrutura que realiza a predição de estruturas, baseada em codificadores, em decodificadores e em mecanismos de atenção. É um dos sistemas de aprendizado profundo mais revolucionários e impactantes, pois conseguiu resolver o problema de dobramento de proteínas, superando o desafio CASP. O desafio CASP (*Critical Assessment of protein Structure Prediction*) é uma competição bianual que avalia os métodos de previsão de estruturas proteicas. O CASP foi criado em 1994 para incentivar a comunidade científica a desenvolver e testar algoritmos que possam prever a estrutura tridimensional de proteínas com base em suas sequências de aminoácidos. A competição ajuda a identificar as técnicas mais eficazes, promovendo avanços na bioinformática e na biologia estrutural, fundamentais para a compreensão de processos biológicos e o desenvolvimento de novos medicamentos.

ESTUDOS DE CASO INICIAIS E CONTRIBUIÇÕES SIGNIFICATIVAS

Além dos sistemas já mencionados, existem muitos outros exemplos de aplicações da IA em diagnósticos e tratamentos, que foram desenvolvidos ao longo das décadas e que trouxeram contribuições significativas para a medicina. A seguir vamos apresentar alguns desses estudos de caso, agrupados em quatro categorias: sistemas de apoio à decisão, sistemas de processamento de imagens, sistemas de processamento de linguagem e sistemas de processamento de sinais.

Sistemas de Apoio à Decisão

Os sistemas de apoio à decisão são sistemas que fornecem informações, recomendações ou sugestões para auxiliar os profissionais de saúde na tomada de decisões clínicas, baseados em dados de pacientes, em conhecimento médico e em evidências científicas. Esses sistemas podem ter diferentes objetivos, como prevenir erros, reduzir custos, aumentar a adesão, melhorar a qualidade ou otimizar os resultados. No Quadro 4-1 podemos ver alguns desses sistemas.

Quadro 4-1. Sistemas de Apoio à Decisão Médica

Sistema de apoio à decisão	Criador	Universidade/ empresa	Década	Objetivo	Base de conhecimento
DXplain	Mitchell Feldman	Universidade de Harvard	1980	Auxiliar médicos no diagnóstico de doenças	Mais de 2.000 doenças e 5.000 achados[7] clínicos
Prodigy	Jaime Carbonell e Steven Minton	Universidade Carnegie Mellon[8]	1990	Auxiliar médicos no tratamento de doenças	Mais de 300 protocolos clínicos baseados em diretrizes e evidências
Isabel	Jason Maude	Isabel Healthcare	2000	Auxiliar médicos no diagnóstico e tratamento de doenças	Mais de 10.000 doenças e 6.000 medicamentos[9]

Sistemas de Processamento de Imagens

Os sistemas de processamento de imagens são sistemas que realizam operações de análise, de manipulação, de reconhecimento ou de geração de imagens médicas, como radiografias, tomografias, ressonâncias, ultrassonografias, endoscopias, microscopias, entre outras. Esses sistemas podem ter diferentes objetivos, como detectar anomalias, segmentar regiões, classificar lesões, medir dimensões, reconstruir volumes ou sintetizar imagens. Alguns exemplos de sistemas de processamento de imagens são:

- *CAD (Computer-Aided Diagnosis):* criado na década de 1980 por Kunio Doi, na Universidade de Chicago, é um sistema que auxilia radiologistas na detecção de nódulos pulmonares, a partir de imagens de radiografia de tórax. O CAD utiliza técnicas de processamento de imagens, como filtragem, binarização, segmentação e extração de características, para identificar e marcar as regiões suspeitas de nódulos nas imagens.[10]
- *Mammomat:* criado na década de 1990 por Martin Yaffe, na Universidade de Toronto, é um sistema que auxilia radiologistas na classificação de lesões mamárias, a partir de imagens de mamografia. Ele utiliza técnicas de processamento de imagens, como realce, equalização, segmentação e extração de características, para calcular um índice de malignidade das lesões, baseado em critérios como forma, densidade, contorno e textura.[11]
- *Brainlab:* criado na década de 2000 por Stefan Vilsmeier, na empresa Brainlab AG, é um sistema que auxilia neurocirurgiões na realização de cirurgias cerebrais, a partir de imagens de tomografia ou ressonância. Ele utiliza técnicas de processamento de imagens, como registro, interpolação, reconstrução e visualização, para gerar modelos tridimensionais do cérebro do paciente, com a localização precisa dos tumores e das estruturas vitais. O sistema também permite a navegação em tempo real durante a cirurgia, com o auxílio de sensores e de câmeras.[12]
- *CellProfiler:* criado na década de 2010 por Anne Carpenter, no Instituto de Tecnologia de Massachusetts, é um sistema que auxilia biólogos na análise de imagens de microscopia, a partir de diferentes tipos de amostras biológicas. O CellProfiler utiliza técnicas de processamento de imagens, como limiarização – que simplifica a informação de uma imagem, destacando áreas de interesse com base em diferenças de intensidade de pixel – morfologia, rastreamento e medição, para quantificar características celulares, de forma, tamanho, cor, intensidade, textura e movimento.[13]
- *Diagnoptics:* criado na década de 2010 por Rianne Leenders, na empresa Diagnoptics Technologies BV, é um sistema que auxilia médicos na avaliação do risco cardiovascular de pacientes, a partir de imagens da pele do antebraço. Ele utiliza técnicas de processamento de imagens, como iluminação, calibração, segmentação e extração de características, para medir o nível de autofluorescência da pele, que é um indicador da acumulação de produtos de glicação avançada (AGEs) no organismo. Os AGEs são moléculas que se formam quando o açúcar se liga às proteínas ou às gorduras, e que estão associados ao envelhecimento, à diabetes e às doenças cardiovasculares.[14]
- *EyeArt:* criado na década de 2010 por Kaushal Solanki, na empresa Eyenuk Inc., é um sistema que auxilia oftalmologistas na detecção de retinopatia diabética, a partir de imagens da retina. Ele utiliza técnicas de processamento de imagens, como detecção de bordas, segmentação, extração de características e classificação, para identificar e marcar lesões retinianas, como microaneurismas, hemorragias, exsudatos e neovascularização. O sistema também fornece um laudo automático, com o grau de severidade da retinopatia e a necessidade de encaminhamento para tratamento. Em resumo podemos visualizar esses sistemas no Quadro 4-2.[15]

Quadro 4-2. Sistemas de Processamento de Imagens no Auxílio ao Diagnóstico Médico

Sistema	Criador	Ano	Instituição	Função	Técnicas de processamento de imagens
CAD	Kunio Doi	1980	Universidade de Chicago	Auxilia radiologistas na detecção de nódulos pulmonares	Filtragem, binarização, segmentação, extração de características
Mammomat	Martin Yaffe	1990	Universidade de Toronto	Auxilia radiologistas na classificação de lesões mamárias	Realce, equalização, segmentação, extração de características
Brainlab	Stefan Vilsmeier	2000	Brainlab AG	Auxilia neurocirurgiões na realização de cirurgias cerebrais	Registro, interpolação, reconstrução, visualização
CellProfiler	Anne Carpenter	2010	Instituto de Tecnologia de Massachusetts	Auxilia patologistas na análise de imagens de microscopia	Limiarização, morfologia, rastreamento, medição
Diagnoptics	Rianne Leenders	2010	Diagnoptics Technologies BV	Auxilia médicos na avaliação do risco cardiovascular de pacientes	Iluminação, calibração, segmentação, extração de características
EyeArt	Kaushal Solanki	2010	Eyenuk Inc.	Auxilia oftalmologistas na detecção de retinopatia diabética	Detecção de bordas, segmentação, extração de características, classificação

Sistemas de Processamento de Linguagem

Os sistemas de processamento de linguagem natural (PLN) têm se tornado componentes cruciais na medicina, promovendo avanços significativos na análise de dados textuais clínicos. Esses sistemas são projetados para interpretar e analisar grandes volumes de texto médico, transformando informações não estruturadas em dados estruturados utilizáveis para diversas aplicações clínicas. Um exemplo notável do seu uso objetivamente é permitir que os computadores compreendam, interpretem e gerem linguagem natural de uma maneira que seja útil para os seres humanos. Isso envolve uma série de técnicas e métodos que vão desde a análise sintática e semântica de textos até o aprendizado de máquina para identificar padrões e extrair informações de grandes volumes de dados textuais, fornecendo informações relevantes a partir de prontuários eletrônicos de pacientes (PEP). Ao empregar algoritmos de PLN, é possível identificar e extrair automaticamente dados clínicos essenciais, como diagnósticos, tratamentos prescritos e resultados de exames laboratoriais, facilitando a tomada de decisões médicas e melhorando a eficiência dos cuidados de saúde individualmente e coletivamente.

Além disso, sistemas de PLN têm sido utilizados no desenvolvimento de assistentes virtuais médicos, como chatbots, que podem interagir com pacientes, responder perguntas frequentes e até mesmo auxiliar no diagnóstico inicial com base nos sintomas relatados.

Estudos mostram que esses assistentes virtuais podem reduzir a carga de trabalho dos profissionais de saúde, permitindo que eles se concentrem em casos mais complexos,[16] mas não elimina a necessidade do profissional na tomada das decisões clínicas.

Sistemas de Processamento de Sinais

Os sistemas de processamento de sinais desempenham um papel vital na medicina, principalmente na análise de dados fisiológicos e na imagem médica. Esses sistemas são projetados para processar e interpretar sinais biomédicos, como eletrocardiogramas (ECG), eletroencefalogramas (EEG) e imagens de ressonância magnética (MRI), permitindo diagnósticos mais precisos e o monitoramento contínuo da saúde dos pacientes. Por exemplo, técnicas de processamento de sinais são amplamente utilizadas para detectar anomalias em ECGs, como arritmias cardíacas. Algoritmos de aprendizado de máquina são treinados para reconhecer padrões anômalos nos sinais cardíacos, auxiliando os cardiologistas e clínicos na identificação precoce de condições potencialmente fatais.[17]

Outro exemplo significativo é o uso de processamento de sinais em imagens médicas. Sistemas de IA podem analisar imagens de MRI para identificar tumores cerebrais com alta precisão. Esses sistemas utilizam as técnicas para melhorar a qualidade da imagem, realçar características específicas e segmentar regiões de interesse, facilitando a interpretação pelos radiologistas e contribuindo para diagnósticos mais rápidos e precisos.[18]

Todos esses sistemas nos demonstram a importância e a aplicabilidade da IA em diagnósticos, tratamento do processamento de imagens bem como extração e tratamento de grandes volumes de informação na área da saúde, tanto para o diagnóstico quanto para o tratamento de diversas patologias. O processamento de imagens pode contribuir muito para a melhoria da qualidade, da precisão, da rapidez e da segurança dos serviços, além de reduzir os custos e aumentar a acessibilidade. No entanto, todos esses sistemas apresentam desafios e limitações, como a variabilidade das imagens, a complexidade dos algoritmos, a validação dos resultados, além da ética dos dados e também a aceitação dos usuários.

Para a conclusão desse capítulo, é importante ressaltar a importância do ser humano nesse campo específico da IA, desde a sua concepção até no seu uso diário. Os sistemas de processamento de imagens devem ser projetados com a participação e a colaboração dos profissionais da saúde, que são os principais usuários e beneficiários dessas ferramentas, e que podem fornecer dados, conhecimento, *feedback* e validação para os desenvolvedores. Além disso, os sistemas devem ser usados de forma complementar e integrada ao trabalho humano, respeitando as normas éticas, legais e profissionais da área da saúde, também considerando as necessidades, expectativas e preferências dos pacientes. Dessa forma, pode potencializando e qualificando a atuação dos profissionais da saúde, sem substituí-los ou desvalorizá-los.

REFERÊNCIAS BIBLIOGRÁFICAS

1. Analogy – AI in Medicine. In: ScienceDirect. Elsevier, 2024. Disponível em: https://www.sciencedirect.com/topics/computer-science/artificial-intelligence-in-medicine. Acesso em: 20 jun. 2024.
2. Heckerman D, Horvitz E. Probabilistic reasoning and decision theory in medical diagnosis. Medical Decision Making. 1993;13(4):241-251.
3. Buckeridge D. Pomeroy. Montreal: Universidade McGill, 2000. Disponível em: McGill University - David Buckeridge. Acesso em: 20 jun. 2024.

4. Krizhevsky A, Sutskever I, Hinton GE. ImageNet Classification with Deep Convolutional Neural Networks. Advances in Neural Information Processing Systems. 2012;25:1097-1105.
5. Ferrucci D, et al. Watson: Beyond Jeopardy! Artificial Intelligence. 2012;199-200, 93-105.
6. Jumper J, et al. Highly accurate protein structure prediction with AlphaFold. Nature. 2021;596(7873):583-589.
7. Massachusetts General Hospital. DXplain: Diagnostic Decision Support System. Massachusetts General Hospital; 1986. Disponível em: http://dxplain.org. Acesso em: 27 jul. 2024.
8. Carbonell, J. G., et al. (1990). Prodigy: An Integrated Architecture for Planning and Learning. SIGART Bulletin, 1(4), 51-55
9. Isabel Healthcare. Disponível em: https://www.isabelhealthcare.com/. Acesso em: 27 jul. 2024.
10. Doi K. Computer-Aided Diagnosis in Medical Imaging: Historical Review, Current Status and Future Potential. Computerized Medical Imaging and Graphics. 2007;31(4-5):198-211.
11. Yaffe MJ. Digital mammography: A better tool for breast cancer screening. Radiology Today. 1999;21(4):20-22.
12. Vilsmeier S. Brainlab: Advanced medical technology for image-guided surgery and radiotherapy. Brainlab AG; 2000.
13. Carpenter AE, et al. CellProfiler: image analysis software for identifying and quantifying cell phenotypes. Genome Biology. 2006;7(10):R100.
14. Leenders R. Diagnoptics: Innovative tools for early detection of chronic diseases. Diagnoptics Technologies BV; 2010.
15. Solanki K. Kaushal. EyeArt: Automated Retinopathy Detection System. Eyenuk Inc., 2010.
16. Choi E, Schuurmans D, Gilmer J, et al. Learning to recognize features of valid data. Artificial Intelligence in Medicine. 2020;102:101753.
17. Rajput DS, Pathan M, Sagayaraj M, et al. Enhancing Healthcare using Artificial Intelligence and Machine Learning Systems. Journal of Healthcare Engineering. 2021:8844528.
18. Litjens G, Kooi T, Bejnordi BE, et al. A survey on deep learning in medical image analysis. Medical Image Analysis. 2017;42:60-88.

LEITURAS SUGERIDAS

Brainlabs. Transformando a cirurgia com aquisição robótica móvel de imagens. Disponível em: https://www.brainlab.com/bp/produtos-cirurgicos/visao-geral-produtos-de plataforma/dispositivo-de-aquisicao-robotica-movel-de-imagens-cone-beam-ct. Acesso em: 24 de abril de 2024.

Leenders R, Bjerre LM. Method and apparatus for determination of atherosclerotic plaque type by measurement of tissue optical properties. U.S. Patent No. 8,145,286. Washington, DC: U.S. Patent and Trademark Office, 2012.

Prediction Center. Critical Assessment of protein Structure Prediction (CASP). Disponível em: http://predictioncenter.org/. Acesso em: 26 de abril de 2024.

Solanki K, Ramachandran N, Agurto C. Method and system for diagnosis of retinal disease using machine learning. U.S. Patent Application No. 15/006,442. Washington, DC: U.S. Patent and Trademark Office, 2016.

Vilsmeier S. Brainlab AG. Neurosurgery 2015;11(3):277-281.

Yaffe MJ. Mammographic density. Measurement of mammographic density. Breast Cancer Research 2014;16(4):1-9.

CAPÍTULO 5

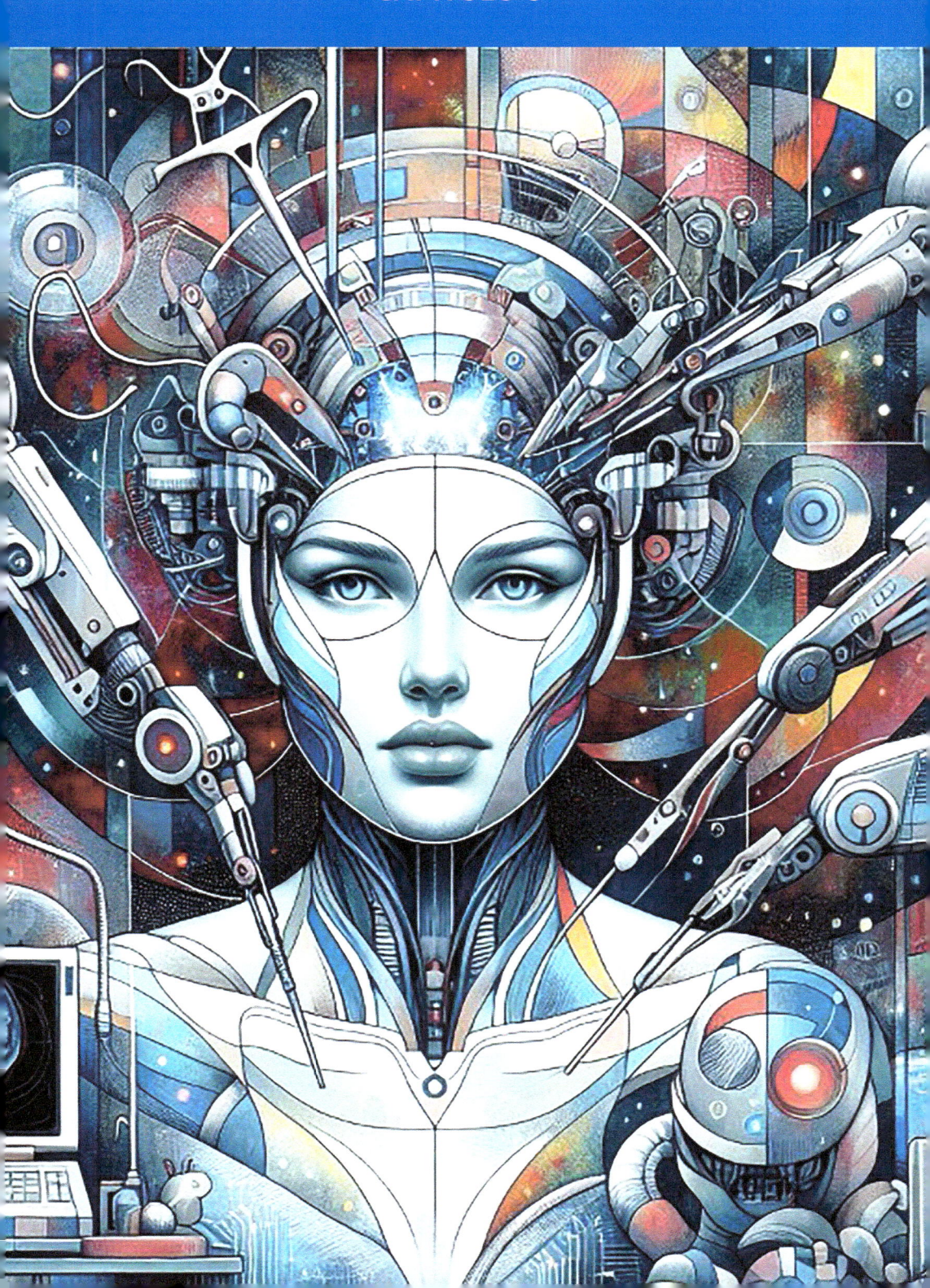

ROBÓTICA E ASSISTÊNCIA CIRÚRGICA – UMA VISÃO GERAL DOS AVANÇOS E DESAFIOS DA TECNOLOGIA ROBÓTICA APLICADA À MEDICINA

> *"A coisa mais emocionante é não saber o que vai acontecer, ou o que está por vir, mas sentir que algo está por vir, e que vai ser fantástico."*
>
> Isaac Asimov

A robótica é uma área multidisciplinar que envolve engenharia, computação, matemática, física, biologia e outras ciências. A robótica tem como objetivo projetar, construir, programar e controlar máquinas capazes de realizar tarefas complexas, de forma autônoma ou semiautônoma, em ambientes dinâmicos e incertos. Ela pode ser aplicada a diversos domínios, como indústria, agricultura, educação, entretenimento, segurança, exploração espacial e, claro, saúde, que é o nosso tema.

A saúde é um dos setores que mais se beneficiam da robótica, pois ela pode auxiliar os profissionais da área em diversas atividades, como diagnóstico, monitoramento, reabilitação, prevenção e tratamento de doenças. Um dos campos mais promissores e desafiadores da robótica na saúde é a assistência cirúrgica, que consiste no uso de robôs para auxiliar os cirurgiões em procedimentos invasivos, minimizando os riscos e melhorando os resultados para os pacientes.

Neste capítulo, vamos apresentar uma visão geral da robótica e da assistência cirúrgica, abordando os seguintes tópicos: desenvolvimento de robôs assistentes, cirurgia robótica no Brasil e o impacto da inteligência artificial (IA) na precisão e segurança cirúrgica.

DESENVOLVIMENTO DE ROBÔS ASSISTENTES

Para falar de robôs e robótica, é importante citar Isaac Asimov. Asimov (1920-1992) que foi um escritor, de origem russa e naturalizado americano, de ficção científica e professor de bioquímica, conhecido por suas obras literárias de divulgação científica. Embora ele não tenha educação formal como cientista da computação ou engenheiro, a sua contribuição para a robótica e a IA através de suas histórias e ensaios foi bastante significativa. Asimov é mais conhecido por criar o termo robótica, além das Três Leis da Robótica, que apareceram pela primeira vez em sua história de 1942, "Runaround". Essas leis estabelecem princípios éticos para o comportamento de robôs e inteligências artificiais, e têm sido amplamente discutidas e referenciadas na literatura de ficção científica e em discussões sobre ética em robótica e IA (Quadro 5-1).

Alguns outros pioneiros da robótica incluem George Devol e Joseph Engelberger, que fundaram a primeira empresa de robótica do mundo, a Unimation, em 1956.[1] Eles são creditados com a invenção do primeiro robô industrial, o Unimate, que foi instalado na linha

Quadro 5-1. Leis da Robótica de Asimov

Lei	Descrição
Primeira lei	Um robô não pode ferir um ser humano ou, por inação, permitir que um ser humano sofra algum mal
Segunda lei	Um robô deve obedecer às ordens dadas por seres humanos, exceto quando essas ordens entrarem em conflito com a primeira lei
Terceira lei	Um robô deve proteger sua própria existência, desde que tal proteção não entre em conflito com a primeira ou segunda lei

de produção da General Motors em 1961. Outro pioneiro importante é Victor Scheinman, que inventou o braço robótico programável universalmente conhecido como o braço de Stanford em 1969, enquanto estudava na Universidade de Stanford. Este braço robótico foi amplamente adotado na indústria e é considerado um marco na história da robótica.[2]

O desenvolvimento de robôs assistentes para cirurgia é um processo complexo e multidisciplinar, que envolve diversas etapas, como concepção, modelagem, simulação, prototipação, teste, validação, certificação e implantação. Cada etapa requer o envolvimento de diferentes profissionais, como engenheiros, médicos, programadores, *designers*, reguladores, entre outros. Além disso, o desenvolvimento de robôs assistentes deve considerar as necessidades e as expectativas dos usuários finais, ou seja, os cirurgiões e os pacientes, bem como os aspectos éticos, legais e sociais envolvidos.

Os robôs assistentes para cirurgia podem ser classificados em três categorias principais, de acordo com o grau de autonomia e interação com o cirurgião: robôs passivos, robôs ativos e robôs cooperativos.[3] Os robôs passivos são aqueles que não possuem atuadores, ou seja, não realizam movimentos por conta própria, mas apenas fornecem orientação e estabilização para o cirurgião (Quadro 5-2).

Um exemplo de robô passivo é o NeuroMate, que foi criado em 1997 e que auxilia em cirurgias neurológicas, guiando o posicionamento de agulhas e instrumentos.[4] Os robôs ativos são aqueles que possuem atuadores, ou seja, realizam movimentos por conta própria,

Quadro 5-2. Classificação dos Robôs Assistentes para Cirurgia

Tipo de robô	Descrição	Utilização
Passivo	Não possui motor, depende totalmente do esforço humano, segue direção e velocidade impostas pelo cirurgião, sem ação autônoma	Da Vinci – utilizado em cirurgias minimamente invasivas
Ativo	Possui motor, pode movimentar-se por conta própria sob comando humano, executa instruções do cirurgião através de interface	Zeus – utilizado em cirurgias cardíacas e gastrointestinais
Cooperativo	Possui inteligência, pode movimentar-se por conta própria em harmonia com o humano, interage com o cirurgião, adapta movimentos às condições do ambiente e aos objetivos da cirurgia, permite intervenção do cirurgião	REX – utilizado em cirurgias ortopédicas e neurocirurgias

mas sob o controle direto do cirurgião, que pode usar um console, um *joystick*, um pedal ou outro dispositivo de interface. Um exemplo de robô ativo é o Da Vinci, que é o robô cirúrgico mais usado no mundo, auxiliando em cirurgias de diversas especialidades, como urologia, ginecologia, cardiologia, cirurgia plástica, entre outras.

Os robôs cooperativos são aqueles que possuem atuadores e sensores, ou seja, realizam movimentos por conta própria, mas em cooperação com o cirurgião, que pode intervir a qualquer momento, alterando ou corrigindo os movimentos do robô. Um exemplo de robô cooperativo é o MiroSurge, que auxilia em cirurgias minimamente invasivas, permitindo que o cirurgião sinta a força e a resistência dos tecidos.

A ROBÓTICA NO BRASIL

O uso de robótica no Brasil teve início na década de 1980, com a introdução de robôs industriais em setores como automotivo, metalúrgico e alimentício. Esses robôs eram programados para realizar tarefas repetitivas e de alta precisão, aumentando a produtividade e a qualidade dos produtos. No entanto, os robôs industriais tinham pouca flexibilidade e interação com o ambiente, sendo limitados a ambientes controlados e estruturados.

Na década de 1990, surgiram os primeiros grupos de pesquisa em robótica no Brasil, em universidades e institutos de ciência e tecnologia, como a Universidade de São Paulo (USP), a Universidade Estadual de Campinas (Unicamp), o Instituto Tecnológico de Aeronáutica (ITA), o Instituto Nacional de Pesquisas Espaciais (INPE), entre outros. Esses grupos desenvolveram robôs móveis, aéreos, submarinos, manipuladores e humanoides, que podiam navegar e interagir com ambientes dinâmicos e não estruturados, usando técnicas de IA, visão computacional, controle, planejamento, aprendizado, entre outras.

Alguns exemplos de robôs desenvolvidos nessa época são o RoboCop, um robô policial que patrulhava as ruas de São Paulo, o Cesar, um robô humanoide que jogava futebol, o Guarapari, um robô submarino que explorava o fundo do mar, e o RoboCup, um robô voador que participava de competições internacionais.

Na década de 2000, a robótica no Brasil se expandiu para diversas áreas de aplicação, como educação, saúde, agricultura, segurança, entretenimento, entre outras. Nessa época, surgiram os primeiros robôs assistentes para cirurgia no país, que auxiliavam os médicos em procedimentos minimamente invasivos, como laparoscopia, endoscopia e neurocirurgia. Alguns exemplos de robôs assistentes para cirurgia usados no Brasil são o Da Vinci, o Zeus, o NeuroMate, o Mako e o Rosa.

Esses robôs proporcionam maior precisão, segurança, rapidez e conforto para os pacientes e os cirurgiões, reduzindo os riscos de infecção, sangramento, dor e cicatrização. Alguns profissionais pioneiros no uso de robótica assistente para cirurgia no Brasil são o Dr. Miguel Srougi, que realizou a primeira cirurgia robótica de próstata em 2008, no Hospital das Clínicas da USP, o Dr. Claudio Gomes, que realizou a primeira cirurgia robótica cardíaca em 2009, no Hospital São José, em Brasília, e o Dr. Raphael Sanches, que realizou a primeira cirurgia robótica de coluna em 2016, no Hospital Israelita Albert Einstein, em São Paulo.

Vemos no Quadro 5-3 os principais robôs utilizados no Brasil.

Atualmente, a robótica no Brasil continua em crescimento e inovação, com o desenvolvimento de novos robôs, sistemas, algoritmos e aplicações, que visam melhorar a qualidade de vida das pessoas e resolver problemas sociais e ambientais. Alguns desafios e oportunidades para a robótica no Brasil são: aumentar a difusão e o acesso à robótica assistente para cirurgia, especialmente em regiões remotas e carentes, usando tecnologias como telemedicina e

Quadro 5-3. Principais Robôs Utilizados no Brasil

Nome	Criador	Ano	Funcionalidade	Vantagem
Da Vinci[5]	Intuitive Surgical	1999	Realizar cirurgias minimamente invasivas em diversas especialidades, como urologia, ginecologia, cardiologia, entre outras	Maior precisão, visão tridimensional, movimentos mais delicados e estáveis, menor trauma e recuperação mais rápida
Zeus[6]	Computer Motion	1998	Realizar cirurgias cardíacas, torácicas e gastrointestinais por meio de pequenas incisões	Maior segurança, menor risco de sangramento e infecção, menor dor e menor tempo de hospitalização
NeuroMate[7]	Integrated Surgical Systems	1997	Auxiliar os neurocirurgiões na localização e remoção de tumores cerebrais, usando imagens de ressonância magnética	Maior acurácia, menor exposição à radiação, menor dano ao tecido cerebral saudável e melhor resultado clínico.
Mako[8]	Mako Surgical	2006	Realizar cirurgias ortopédicas, como substituição de quadril e joelho, usando um braço robótico guiado por um *software*	Maior personalização, menor desgaste das próteses, menor perda óssea e menor inflamação
Rosa[9]	Medtech	2011	Auxiliar os neurocirurgiões na realização de procedimentos de estimulação cerebral profunda, usados para tratar doenças como Parkinson, distonia e tremor essencial	Maior eficiência, menor tempo cirúrgico, menor risco de complicações e maior conforto para o paciente

teleducação; integrar a robótica com outras áreas do conhecimento, como biologia, medicina, psicologia, sociologia, entre outras, criando robôs mais humanizados, éticos e sociais; estimular o ensino e a pesquisa em robótica, formando profissionais qualificados e capacitados; e fomentar a cooperação e a participação do Brasil em redes e eventos internacionais de robótica, fortalecendo o reconhecimento e a liderança do país nessa área.

IMPACTO DA INTELIGÊNCIA ARTIFICIAL NA PRECISÃO E NA SEGURANÇA CIRÚRGICA

Como já vem sendo abordado nos capítulos anteriores, sabemos que IA é uma área da computação que visa criar sistemas capazes de realizar tarefas que normalmente requerem inteligência humana, como reconhecimento de padrões, aprendizado, raciocínio, tomada de decisão, entre outras. Ela pode ser aplicada à robótica, tornando os robôs mais inteligentes, adaptativos e autônomos. A IA também pode ser aplicada à assistência cirúrgica, melhorando a precisão e a segurança dos procedimentos, bem como a qualidade de vida dos pacientes.

No Quadro 5-4 podemos ver o resumo das etapas da cirurgia robótica e como a IA pode auxiliar.

Quadro 5-4. A Inteligência Artificial e as Etapas do Planejamento das Cirurgias Robóticas

Etapa	Função da IA
Planejamento	Auxiliar na definição da melhor estratégia cirúrgica, com base em dados clínicos, imagens médicas, modelos anatômicos, simulações e evidências científicas
Navegação	Auxiliar na orientação do robô e do cirurgião durante o procedimento, fornecendo informações em tempo real, como localização, trajetória, profundidade, ângulo, força, entre outras
Controle	Auxiliar no ajuste dos parâmetros e dos movimentos do robô, de acordo com as condições do paciente e do ambiente, garantindo a estabilidade, a precisão e a suavidade das ações
Supervisão	Auxiliar na detecção e na correção de erros, falhas, complicações ou situações de risco, alertando o cirurgião e acionando mecanismos de segurança
Avaliação	Auxiliar na análise dos resultados e dos efeitos do procedimento, comparando-os com os objetivos e os padrões de qualidade estabelecidos

CONCLUSÃO

A robótica e a IA são áreas que têm revolucionado o campo da cirurgia, oferecendo soluções inovadoras para os desafios enfrentados pelos profissionais de saúde e pelos pacientes. Através de sistemas robóticos inteligentes, é possível realizar procedimentos cirúrgicos mais precisos, menos invasivos, mais seguros e mais eficientes, melhorando os resultados clínicos e a qualidade de vida dos pacientes.

A aplicação desses recursos na cirurgia apresenta muitos desafios, tanto do ponto de vista técnico quanto do ponto de vista ético, legal e social. O desenvolvimento de sistemas robóticos inteligentes requer muita complexidade, integração e validação, além de um investimento significativo em recursos humanos e financeiros. Além disso, é necessário garantir que esses sistemas inteligentes, como já foi dito em outros capítulos, sejam confiáveis, seguros, transparentes e alinhados com os valores e as expectativas dos usuários, incluindo médicos, enfermeiros, pacientes e familiares.

Nesse sentido, é fundamental que haja uma colaboração multidisciplinar entre engenheiros, médicos, cientistas, juristas, filósofos, sociólogos e outros profissionais envolvidos na pesquisa, no desenvolvimento, na regulamentação, na implantação e na avaliação desses recursos. Essa colaboração visa não só aprimorar as capacidades técnicas e funcionais dos sistemas, mas também a garantir que eles sejam éticos, legais e socialmente aceitáveis, respeitando os princípios de beneficência, não maleficência, autonomia e justiça.

Por fim, é importante destacar que a robótica e a IA na cirurgia não visam substituir os profissionais de saúde, mas sim auxiliá-los e complementá-los, ampliando suas habilidades e possibilitando uma cirurgia mais personalizada, precisa e humana. Essas inovações na cirurgia representam, portanto, uma oportunidade e um desafio para o avanço da medicina e da engenharia, bem como para o benefício da sociedade.

REFERÊNCIAS BIBLIOGRÁFICAS
1. ANGEL, Andrew. George Devol and Joseph Engelberger: Pioneers of Industrial Robotics. Journal of Industrial Automation, 2010
2. Scheinman, V. "Stanford Arm: Origins of the First Computer-Controlled Robotic Arm." Journal of Robotics and Automation, 1970
3. Kumar R, Mavroidis C. Robotics and artificial intelligence in surgery. Biomechatronics. Academic Press; 2018. pp. 397-419.
4. RENISHAW. NeuroMate surgical robot. Renishaw, 1990. Disponível em: https://www.renishaw.com/en/neuromate-robotic-neurosurgical-system--26430. Acesso em: 27 jul. 2024
5. INTUITIVE SURGICAL. Da Vinci Surgical System. Disponível em: https://www.intuitive.com/en-us/about-us/company/history. Acesso em: 27 jul. 2024.
6. COMPUTER MOTION. Zeus Robotic Surgical System. Disponível em: https://en.wikipedia.org/wiki/Zeus_robot. Acesso em: 27 jul. 2024.
7. RENISHAW. NeuroMate surgical robot. Disponível em: https://www.renishaw.com/en/neuromate-robotic-neurosurgical-system--26430. Acesso em: 27 jul. 2024.
8. STRYKER. Mako Robotic-Arm Assisted Surgery. Disponível em: https://www.stryker.com/us/en/joint-replacement/systems/mako-robotic-arm-assisted-surgery.html. Acesso em: 27 jul. 2024
9. ZIMMER BIOMET. ROSA Robotic Surgical Assistant. Disponível em: https://www.zimmerbiomet.com/medical-professionals/products/surgical-robots/rosa-robotic-surgical-assistant.html. Acesso em: 27 jul. 2024.

LEITURAS SUGERIDAS
Asimov I. Runaround. Astounding Science Fiction 1950;35(1):94-103.
de Freitas Neto JJ, de Castro Bertagnolli S. Robótica educacional e formação de Professores: Uma revisão sistemática da literatura. Revista Novas Tecnologias na Educação, Porto Alegre 2021;19(1):423–432. Disponível em: https://seer.ufrgs.br/index.php/renote/article/view/118532. Acesso em: 4 de julho de 2024.
Gomes RB, Barros FC. Robótica e inteligência artificial na saúde: desafios e oportunidades para do Brasil. Cadernos de Saúde Pública 2020;36:e00048320.
Hockstein NG, Gourin CG, Faust RA, Terris DJ. A history of robots: from science fiction to surgical robotics. J Robot Surg. 2007;1(2):113-118.
Lanfranco AR, Castellanos AE, Desai JP, Meyers WC. Robotic surgery: a current perspective. Ann Surg. 2004;239(1):14.

CAPÍTULO 6

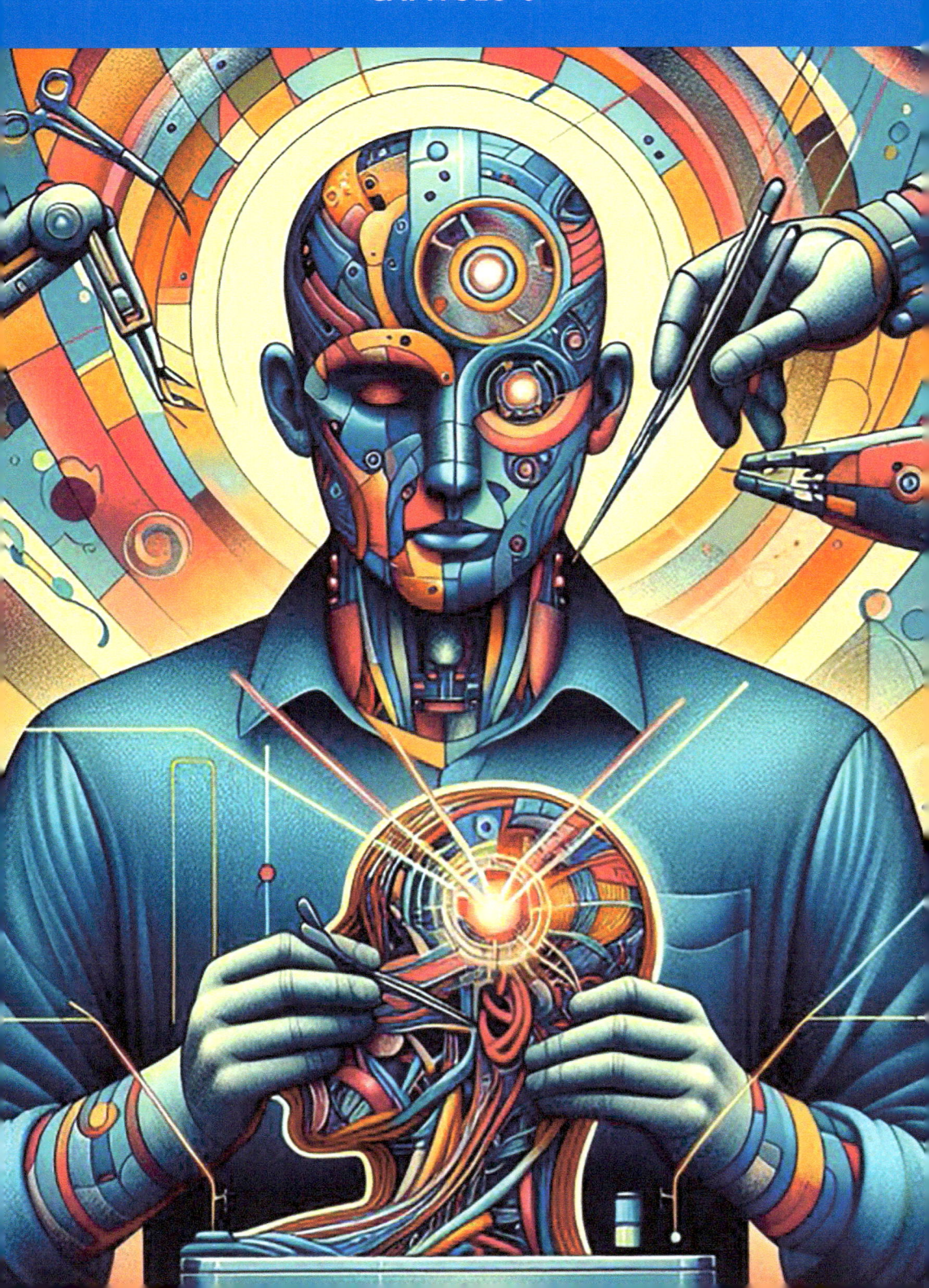

DIAGNÓSTICO ASSISTIDO POR INTELIGÊNCIA ARTIFICIAL – UM PANORAMA DAS APLICAÇÕES, BENEFÍCIOS E DESAFIOS DA IA NA ÁREA DA SAÚDE

> *"A máquina pode fazer tudo que seria chamado de inteligente se fosse feito por um homem."*
>
> Turing, 1950

O diagnóstico é o processo de identificar a causa ou a natureza de um problema de saúde, com base em sinais, sintomas, exames e histórico do paciente. Um diagnóstico correto é essencial para definir o tratamento adequado, prevenir complicações, reduzir custos e melhorar a qualidade de vida dos pacientes. No entanto, ele também é um processo desafiador, envolvendo incertezas, variabilidades, informações incompletas e conhecimento dinâmico. Além disso, depende da experiência, da habilidade e do julgamento do profissional de saúde, que pode estar sujeito a erros, falhas e vieses.

Nesse contexto, a inteligência artificial (IA) surge como uma ferramenta promissora para auxiliar os profissionais de saúde no diagnóstico, oferecendo suporte, orientação, validação e automação. A IA pode processar grandes volumes de dados, extrair informações relevantes, detectar padrões, gerar hipóteses, sugerir ações e fornecer explicações. Ela pode também aprender com os dados, a adaptar-se a novas situações e aprimorar-se com o *feedback*. Dessa forma ela pode aumentar a precisão, a velocidade, a eficiência e a confiabilidade do diagnóstico, além de reduzir os erros, os custos e os riscos.

Nesse capítulo, vamos apresentar alguns conceitos, exemplos, benefícios e desafios da aplicação da IA no diagnóstico assistido. Primeiro, vamos descrever as principais ferramentas de diagnóstico baseadas em IA, como sistemas especialistas, redes neurais, aprendizado de máquina e processamento de linguagem natural. Em seguida, vamos discutir como a IA pode melhorar a precisão e a velocidade dos diagnósticos, bem como se integrar com os sistemas de saúde existentes, além de analisar os possíveis vieses e limitações da IA no diagnóstico

FERRAMENTAS DE DIAGNÓSTICO COM BASE EM INTELIGENTE ARTIFICIAL (IA)

As ferramentas de diagnóstico baseadas em IA são sistemas computacionais que utilizam técnicas de IA para auxiliar ou realizar o diagnóstico de doenças. Essas ferramentas podem variar em termos de complexidade, abrangência, finalidade e interação com os usuários. Algumas ferramentas podem ser usadas como consultores, que fornecem sugestões ou recomendações aos profissionais de saúde. Outras podem ser usadas como assistentes, que realizam parte do processo de diagnóstico, como coleta, análise ou interpretação de dados. Ainda outras podem ser usadas como agentes, que realizam o diagnóstico de forma autônoma, sem intervenção humana.

Essas ferramentas podem empregar diferentes técnicas dependendo do tipo de problema, dos dados disponíveis e do nível de explicação desejado. A seguir, vamos resumir algumas das principais técnicas de IA usadas no diagnóstico assistido:

- *Sistemas especialistas:* simulam o raciocínio de um especialista humano em um domínio específico, usando regras, fatos e inferências. Os sistemas especialistas são compostos por uma base de conhecimento, que armazena o conhecimento do domínio, uma base de dados, que armazena os dados do problema, e um mecanismo de inferência, que aplica o conhecimento aos dados para gerar soluções. Os sistemas especialistas podem explicar o seu raciocínio, mostrando as regras e os fatos usados para chegar a uma conclusão. Um exemplo de sistema especialista é o MYCIN, desenvolvido na década de 1970, que diagnosticava infecções bacterianas e sugeria tratamentos com antibióticos.
- *Redes neurais:* são sistemas que simulam o funcionamento do cérebro humano, usando unidades de processamento interconectadas, chamadas de neurônios artificiais. As redes neurais aprendem a partir dos dados, ajustando os pesos das conexões entre os neurônios, de acordo com um algoritmo de aprendizado. Elas podem reconhecer padrões, classificar dados, prever resultados e generalizar para novos casos. Também podem lidar com dados complexos, ruidosos e incompletos, mas têm dificuldade de explicar o seu funcionamento, sendo consideradas caixas-pretas. Um exemplo de rede neural é o AlphaFold, desenvolvido pela DeepMind, que previu com alta precisão a estrutura tridimensional de proteínas a partir de suas sequências de aminoácidos.[1]
- *Aprendizado de máquina* (Machine Learning)*:* estuda como os sistemas podem aprender a partir dos dados, sem serem explicitamente programados. Temos três tipos de aprendizado de máquina: supervisionado, não supervisionado e por reforço (Quadro 6-1). O aprendizado de máquina pode ser usado para realizar tarefas como classificação, regressão, agrupamento, associação e recomendação. Um exemplo de aprendizado de máquina é o CADUCEUS, desenvolvido na década de 1980, que diagnosticava doenças internas, usando árvores de decisão.
- *Processamento de linguagem natural (PLN):* estuda como os sistemas podem entender, gerar e manipular a linguagem natural, como o português. O processamento de linguagem natural pode ser dividido em dois níveis: sintático e semântico. No nível sintático, o sistema analisa a estrutura e a forma da linguagem, como palavras, frases e sentenças. No nível semântico, o sistema analisa o significado e o conteúdo da linguagem, como conceitos, relações e intenções. O processamento de linguagem natural pode ser usado

Quadro 6-1. Tipos de Aprendizado de Máquina

Tipo de aprendizado de máquina	Descrição
Supervisionado	O sistema aprende a partir de dados rotulados, ou seja, que têm a resposta desejada.
Não supervisionado	O sistema aprende a partir de dados não rotulados, ou seja, que não têm a resposta desejada.
Por reforço	O sistema aprende a partir da interação com o ambiente, recebendo recompensas ou punições.

para realizar tarefas como análise, extração, resumo, tradução e geração de texto. Um exemplo de processamento de linguagem natural é o Watson for oncology, desenvolvido na década de 2010, que diagnosticava câncer, usando análise de texto.

MELHORA NA PRECISÃO E NA VELOCIDADE DOS DIAGNÓSTICOS

Uma das principais vantagens da aplicação da IA no diagnóstico assistido é a melhora na precisão e na velocidade deles. Ela pode aumentar a precisão dos diagnósticos, reduzindo os erros humanos, que podem ser causados por fatores como falta de conhecimento, falta de atenção, fadiga, estresse, pressão, emoção, preconceito e heurística.

Heurística é uma abordagem ou método de resolução de problemas que se baseia em estratégias práticas e intuitivas, muitas vezes usando regras simples ou "atalhos" mentais para chegar a uma solução rápida, mesmo que não seja a melhor ou a mais garantida. É uma técnica comum em situações em que o tempo é limitado ou quando a busca por uma solução ideal pode ser muito complexa ou impossível de ser realizada. Na IA, a heurística muitas vezes é empregada em algoritmos de busca, como os usados em sistemas de recomendação, jogos, otimização de rotas, entre outros. Esses algoritmos podem usar heurísticas para guiar a busca por soluções mais próximas do ideal de forma mais eficiente, embora não garantam necessariamente a melhor solução possível.

A IA pode também aumentar a velocidade dos diagnósticos, reduzindo o tempo necessário para coletar, analisar e interpretar os dados, que podem ser provenientes de diversas fontes, como prontuários, exames, entrevistas e questionários. Com isso, pode contribuir para a melhora da qualidade do atendimento, da segurança do paciente, da eficácia do tratamento e da satisfação do usuário.

Alguns exemplos de ferramentas de diagnóstico baseadas em IA que demonstraram melhora na precisão e na velocidade dos diagnósticos são:

- *Google DeepMind:* é uma ferramenta que usa redes neurais profundas para diagnosticar doenças oculares, como retinopatia diabética e degeneração macular, a partir de imagens da retina. A ferramenta foi capaz de alcançar uma precisão de 94%, equivalente à de especialistas humanos, e uma velocidade de 30 segundos por imagem, muito superior à de especialistas humanos, que levam cerca de 10 minutos por imagem.
- *IBM Watson for oncology:* é uma ferramenta que usa processamento de linguagem natural e aprendizado de máquina para diagnosticar câncer, a partir de dados clínicos e literatura médica. A ferramenta foi capaz de concordar com as recomendações de especialistas humanos em 96% dos casos de câncer de pulmão e em 81% dos casos de câncer colorretal, e de sugerir opções de tratamento adicionais em 30% dos casos de câncer de pulmão e em 43% dos casos de câncer colorretal.
- *Babylon Health:* é uma ferramenta que usa aprendizado de máquina e processamento de linguagem natural para diagnosticar doenças comuns, a partir de perguntas e respostas em linguagem natural. A ferramenta foi capaz de superar a média dos médicos humanos no exame de qualificação do Reino Unido, obtendo uma pontuação de 81%, enquanto a média dos médicos humanos foi de 72%.[2]

INTEGRAÇÃO COM SISTEMAS DE SAÚDE

Outra vantagem da aplicação da IA no diagnóstico assistido é a integração com os sistemas de saúde existentes, como hospitais, clínicas, laboratórios e farmácias. A IA pode facilitar a comunicação, a colaboração e a coordenação entre os diferentes agentes do sistema de saúde, como médicos, enfermeiros, técnicos, administradores, pacientes e familiares.

Ela pode também otimizar o fluxo, a organização e o gerenciamento dos recursos, como equipamentos, medicamentos, leitos e horários. Assim pode contribuir para a melhora da eficiência, da produtividade, da acessibilidade e da sustentabilidade do sistema de saúde como um todo.

Alguns exemplos de ferramentas de diagnóstico baseadas em IA que demonstraram integração com os sistemas de saúde são:

- *Ada Health:* é uma ferramenta que usa aprendizado de máquina e processamento de linguagem natural para diagnosticar doenças comuns, a partir de perguntas e respostas em linguagem natural. A ferramenta também permite que os usuários compartilhem os seus diagnósticos com os seus médicos, que podem acessar os dados e as evidências da ferramenta, e que recebam orientações sobre os próximos passos, como agendar uma consulta, fazer um exame ou buscar um tratamento.[3]
- *Enlitic:* é uma ferramenta que usa aprendizado de máquina e processamento de imagem para diagnosticar doenças, a partir de imagens médicas, como raios X, tomografias e ressonâncias. A ferramenta também permite que os médicos visualizem as imagens, as análises e as explicações da ferramenta, e que se comuniquem com outros médicos, que podem revisar, confirmar ou contestar os diagnósticos.[4]
- *MedAware:* é uma ferramenta que usa aprendizado de máquina e mineração de dados para diagnosticar erros de prescrição, a partir de dados de prontuários, farmácias e seguradoras. A ferramenta também permite que os médicos recebam alertas, que indicam os possíveis erros, as suas causas e as suas consequências, e que corrijam, justifiquem ou ignorem os alertas, gerando um *feedback* para a ferramenta.[5]

VIÉS E LIMITAÇÕES

Apesar das vantagens, a aplicação da IA no diagnóstico assistido também apresenta alguns desafios, como o viés e as limitações. O viés é a tendência de um sistema de IA de produzir resultados distorcidos, injustos ou discriminatórios, que podem afetar negativamente alguns grupos ou indivíduos. Ele pode ser causado por fatores como dados enviesados, algoritmos enviesados, avaliações enviesadas ou interações enviesadas. As limitações são as restrições ou as dificuldades de um sistema de IA de realizar o diagnóstico de forma adequada, confiável ou segura, que podem comprometer a qualidade ou a validade dos resultados. Essas limitações podem ser causadas por fatores como dados insuficientes, algoritmos inadequados, avaliações imprecisas ou interações ineficientes.

Alguns exemplos de ferramentas de diagnóstico baseadas em IA que demonstraram viés e limitações são:

- *Amazon Rekognition:* é uma ferramenta que usa aprendizado de máquina e processamento de imagem para diagnosticar emoções, a partir de imagens de rostos. A ferramenta foi criticada por apresentar viés de gênero e de raça, ao reconhecer mais facilmente as emoções de homens brancos do que de mulheres negras, e por apresentar limitações de contexto e de cultura, ao interpretar de forma equivocada as expressões faciais de diferentes situações e regiões.[6]
- *Microsoft HealthVault:* é uma ferramenta que usa aprendizado de máquina e mineração de dados para diagnosticar riscos de saúde, a partir de dados de prontuários, dispositivos e aplicativos. A ferramenta foi criticada por apresentar viés de seleção e de confirmação, ao usar dados de usuários que voluntariamente compartilharam as suas informações,

e por apresentar limitações de qualidade e de integridade, ao usar dados de fontes não confiáveis, inconsistentes ou incompletos.[7]
- *Theranos:* é uma ferramenta que usa aprendizado de máquina e biotecnologia para diagnosticar doenças, a partir de amostras de sangue. A ferramenta foi criticada por apresentar viés de omissão e de manipulação, ao ocultar ou alterar os seus dados, métodos e resultados, e por apresentar limitações de precisão e de segurança, ao produzir diagnósticos errados, incompletos ou perigosos.[8]

CONCLUSÃO

Nesse capítulo, vimos como a IA pode auxiliar no diagnóstico de doenças, uma das atividades mais importantes e complexas da medicina. Vimos também algumas das principais ferramentas, benefícios e desafios da aplicação da IA no diagnóstico assistido. A IA pode ser uma aliada dos profissionais de saúde, oferecendo suporte, orientação, validação e automação. Ela pode também ser uma aliada dos pacientes, oferecendo informação, educação, prevenção e participação. No entanto, não pode substituir o papel dos profissionais de saúde, nem o direito dos pacientes, que devem ter autonomia, consentimento, privacidade e transparência. Como já abordamos em outros capítulos – mas vale a ressalva –, a IA deve ser usada com responsabilidade, ética e cuidado, respeitando os princípios, as normas e os valores da medicina e da sociedade como um todo.

REFERÊNCIAS BIBLIOGRÁFICAS

1. Jumper, John et al. Highly accurate protein structure prediction with AlphaFold. Nature, v. 596, p. 583-589, 2021. Disponível em: https://www.nature.com/articles/s41586-021-03819-2. Acesso em: 27 jul. 2024
2. Babylon Health. Disponível em: https://www.babylonhealth.com. Acesso em: 27 jul. 2024.
3. Ada Health. Disponível em: https://ada.com. Acesso em: 27 jul. 2024.
4. Enlitic. Disponível em: https://www.enlitic.com. Acesso em: 27 jul. 2024.
5. Medaware. Disponível em: https://www.medaware.com. Acesso em: 27 jul. 2024.
6. Amazon Web Services. Amazon Rekognition. Disponível em: https://aws.amazon.com/rekognition/. Acesso em: 27 jul. 2024.
7. Microsoft. Microsoft HealthVault. Disponível em: https://www.microsoft.com/en-us/healthvault/. Acesso em: 27 jul. 2024.
8. Carreyrou J. Bad Blood: Secrets and Lies in a Silicon Valley Startup. New York: Knopf; 2018.

LEITURAS SUGERIDAS

Chen JH, Asch SM. Machine learning and prediction in medicine – beyond the peak of inflated expectations. N Engl J Med. 2017;376(26):2507-2509.

Shortliffe EH, Sepúlveda MJ. Clinical decision support in the era of artificial intelligence. JAMA. 2018;320(21):2199-2200.

Topol EJ. High-performance medicine: the convergence of human and artificial intelligence. Nat Med. 2019;25(1):44-56.

CAPÍTULO 7

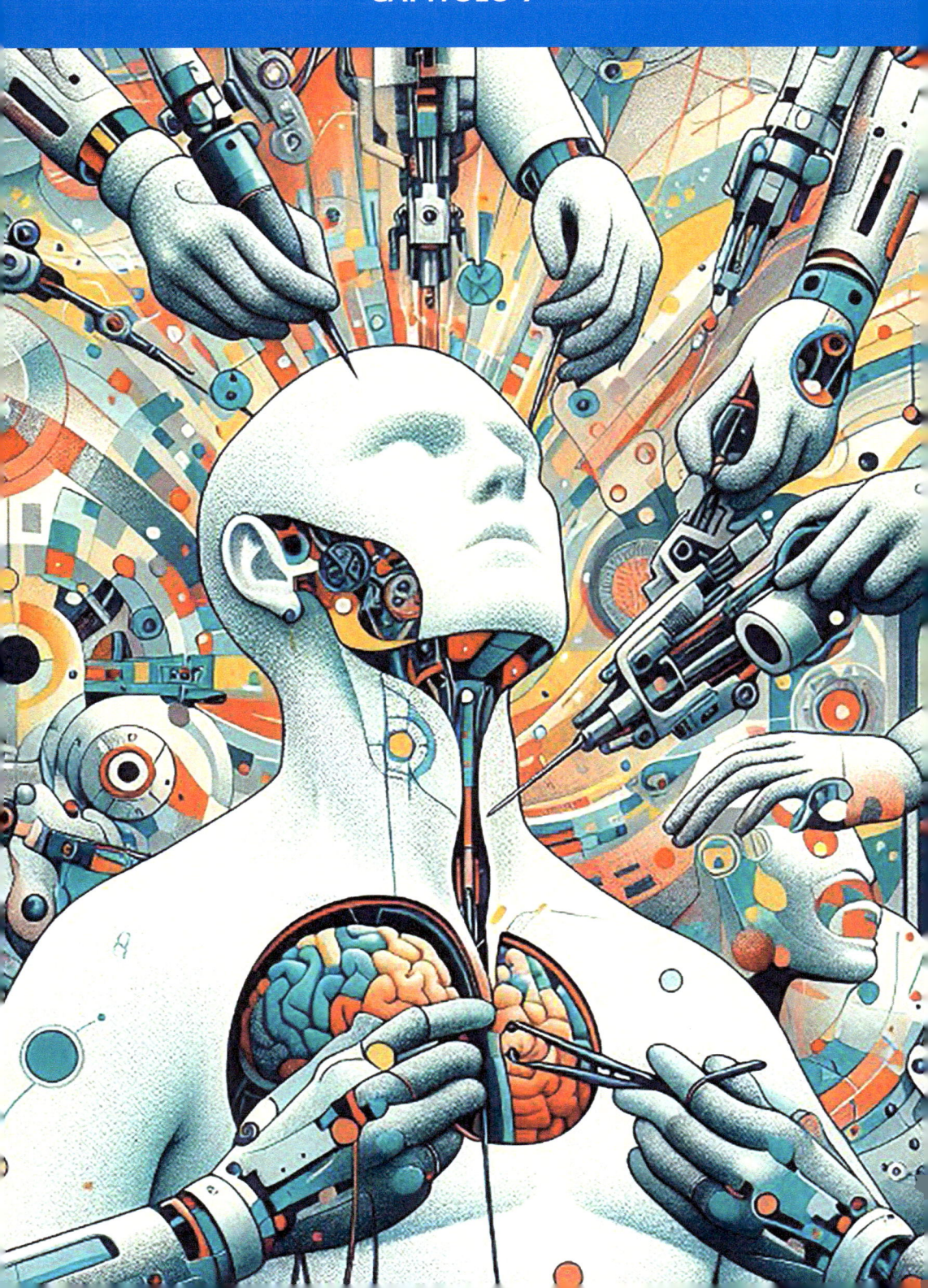

UTILIZANDO A INTELIGÊNCIA ARTIFICIAL (IA) PARA OTIMIZAR A PRÁTICA MÉDICA – UM GUIA PRÁTICO PARA MÉDICOS QUE QUEREM INOVAR NO SEU CONSULTÓRIO

"A inovação é a mudança que cria valor."
Gary Hamel

A saúde, como já vimos explorando nos capítulos anteriores, é um dos setores que mais podem se beneficiar da inteligência artificial (IA), pois envolve uma grande quantidade de informações, processos e decisões que podem ser otimizados com o uso de tecnologias inteligentes.

A IA pode auxiliar os médicos em diversas etapas da sua prática, desde a organização do consultório, a gerência dos recursos, o registro dos prontuários, o *marketing* dos serviços, o uso das mídias sociais, o diagnóstico das doenças, o tratamento dos pacientes, a prevenção de complicações, a pesquisa científica e a educação continuada.

Neste capítulo, vamos explorar cada uma dessas possibilidades, mostrando como a IA pode transformar a prática médica e trazer mais eficiência, qualidade e satisfação para os profissionais e os pacientes.

ORGANIZAÇÃO DO CONSULTÓRIO

Um dos primeiros desafios que os médicos enfrentam na sua rotina é a organização do consultório, que envolve a gestão da agenda, o atendimento telefônico, o recebimento dos pacientes, o controle do estoque, o pagamento dos fornecedores, entre outras atividades administrativas. Essas tarefas podem consumir muito tempo e energia dos médicos, que poderiam se dedicar mais ao cuidado dos pacientes. Além disso, podem gerar erros, atrasos, desperdícios e insatisfações, comprometendo a qualidade do serviço e a imagem do profissional.

A IA pode ajudar a resolver esses problemas, oferecendo soluções que automatizam e otimizam a organização do consultório. Um exemplo de solução que automatiza e otimiza a organização do consultório é o MedCloud, um *software* de gestão médica que integra as funções de agenda, prontuário, financeiro, estoque e telemedicina em uma única plataforma.

Outro exemplo de solução que facilita e aprimora a administração do consultório é o Nibo, um *software* de gestão financeira que simplifica o controle do fluxo de caixa, a emissão de notas fiscais, o pagamento de impostos, a conciliação bancária, entre outras funções. O Nibo usa IA para analisar os dados financeiros, gerar relatórios, identificar oportunidades, sugerir ações, entre outras funções. Com ele, os médicos podem ter mais visibilidade e controle sobre as finanças, reduzir os custos e os riscos e aumentar a lucratividade do consultório. Lembrando que tudo isso pode ser utilizado pelo próprio médico, no caso de um consultório pequeno, ou pode ser delegado às secretarias ou gerentes da clínica e assim o trabalho passa a ser somente o de supervisão e controle.

Complementando a gestão do consultório, existem ferramentas que auxiliam na administração das mídias digitais, que são cada vez mais relevantes para a divulgação dos serviços, a captação de clientes e a construção da reputação. Um exemplo de ferramenta que ajuda na gestão das mídias digitais é o mLabs, um *software* brasileiro, que permite criar, agendar, publicar e monitorar conteúdos em diversas plataformas, como Facebook, Instagram, YouTube, LinkedIn, WhatsApp entre outras. O mLabs usa IA para analisar o desempenho das publicações, gerar *insights*, recomendar estratégias, entre outras funções.

Outro exemplo de ferramenta que facilita e melhora a gestão das mídias digitais é o RDStation, um *software* que integra as funções de *marketing*, vendas e relacionamento com o cliente em uma única plataforma e é uma empresa brasileira como a mLabs. Ela usa IA para automatizar campanhas de *e-mail*, segmentar *leads*, personalizar ofertas, entre outras funções. Com ele, os médicos podem atrair, converter, fidelizar e encantar os pacientes, aumentando a satisfação e a fidelização.

Esses são apenas alguns exemplos de como a IA pode ajudar os médicos a gerenciarem seus consultórios de forma mais eficaz e eficiente. Existem muitas outras ferramentas e aplicativos que podem ser utilizados para facilitar o dia a dia dos profissionais de saúde, esse tema sozinho, merece uma publicação inteira dedicada a ele. No apêndice desse livro, apresentamos uma lista de várias dessas ferramentas, que podem ser consultadas e testadas pelos médicos interessados em aproveitar os benefícios da IA na sua prática.

ATENDIMENTO AOS PACIENTES

O principal objetivo dos médicos é o atendimento aos pacientes e este envolve muitos processos como a anamnese, o exame físico, o diagnóstico, o tratamento, o acompanhamento, a prevenção, a educação, entre outras atividades clínicas. Essas tarefas podem demandar muito conhecimento e experiência por parte dos profissionais, que precisam estar sempre atualizados e capacitados para lidar com diferentes casos e situações. Além disso, podem gerar dúvidas, incertezas, erros, complicações e insucessos, comprometendo a saúde e a qualidade de vida dos pacientes.

A IA pode auxiliar nesses desafios, oferecendo soluções que apoiam e melhoram o atendimento aos pacientes. Por exemplo, como foi abordado no capítulo anterior, existem sistemas de IA que podem fazer a triagem dos pacientes, outros que podem fazer o diagnóstico dos pacientes. Esses sistemas podem usar técnicas de mineração de dados, que permitem encontrar e extrair informações relevantes e úteis de grandes volumes de dados, de forma rápida e precisa. Assim, os pacientes podem ter mais agilidade e precisão e os médicos podem ter mais confiança e segurança.

Um exemplo de aplicativo bastante útil no dia a dia é o aplicativo MEMED, que foi criado em 2012 com o objetivo de modernizar a prescrição médica no Brasil, oferecendo uma plataforma segura e eficiente para os profissionais de saúde. Surgiu para atender a necessidade de otimizar a gestão de receitas, reduzir erros de prescrição e facilitar a comunicação entre médicos e pacientes. Com essa ferramenta o profissional pode ter os dados dos seus pacientes e todas a informações sobre as prescrições anteriores, bem como pode emitir os receituários com assinatura eletrônica, o que facilita nos casos de urgência,

Além da geração de receitas digitais, o MEMED dá acesso a um banco de dados atualizado de medicamentos, orientações sobre interações medicamentosas e efeitos colaterais, além de integração com prontuários eletrônicos e sistemas de gestão hospitalar. Essas funcionalidades tornam o processo de prescrição mais ágil e preciso, melhorando a adesão ao tratamento por parte dos pacientes.

Também existem sistemas de IA que podem trabalhar com a prevenção e a educação dos pacientes, orientando sobre os hábitos, comportamentos, fatores de risco, medidas preventivas, entre outras recomendações, e fornecendo informações, esclarecimentos, dicas, alertas, entre outros conteúdos. Esses sistemas podem usar técnicas de IA distribuída, que permitem integrar e coordenar diferentes agentes inteligentes, que podem se comunicar, cooperar, negociar, aprender, adaptar-se, entre outras capacidades, de forma autônoma e dinâmica.

PESQUISA E INOVAÇÃO

Um outro aspecto fundamental da prática médica é a pesquisa e a inovação, que envolve a produção de novos conhecimentos, métodos, técnicas, produtos, serviços, entre outras contribuições científicas, tecnológicas e sociais. Essas atividades podem requerer muito tempo e esforço dos profissionais, que precisam estar sempre atentos às novidades e oportunidades do mercado e da academia. Sabemos que produzir conhecimento é uma tarefa árdua e muitos não o fazem por falta de tempo pois, além de produzir, organizar esse conhecimento sob a forma de artigos científicos, aulas, livros ou quaisquer outros meios, é um processo que nem todos têm como demandar de uma forma eficiente.

A IA pode colaborar para impulsionar a pesquisa e a inovação, oferecendo soluções que facilitam e potencializam a produção e a transferência de conhecimento. Por exemplo, existem sistemas de IA que podem fazer a revisão bibliográfica, buscando, selecionando, organizando e sintetizando os artigos, livros, teses, entre outras fontes de informação, relacionadas com um determinado tema ou problema, o Google Scholar é um bom exemplo.

Também existem sistemas de IA que podem fazer a análise estatística, aplicando, interpretando, comparando e apresentando os testes, gráficos, tabelas, entre outras ferramentas de análise de dados, de forma adequada e rigorosa como o IBM SPSS Statistics. Esses sistemas podem usar técnicas de processamento de linguagem natural, que permitem compreender e gerar textos em língua natural, de forma coerente e consistente. Sempre lembrando que as ferramentas facilitam o trabalho e o ser humano continua com a missão de aperfeiçoá-las e geri-las da melhor forma.

Outro exemplo de aplicação da IA na pesquisa e inovação é o uso de sistemas que podem fazer a geração de hipóteses, formulando, avaliando, testando e validando as possíveis explicações, soluções, respostas, entre outras proposições, para um determinado fenômeno ou questão, como o IBM Watson Discovery.

Não podemos deixar de citar o ChatGPT que é extremamente útil na pesquisa científica médica, oferecendo acesso rápido a uma vasta quantidade de informações e ajudando na revisão de literatura, identificação de artigos relevantes e síntese de dados. Ele facilita a elaboração de hipóteses e metodologias de pesquisa, além de interpretar e explicar termos técnicos de forma clara. Também auxilia na redação de artigos científicos, garantindo textos bem estruturados e coerentes. Assim, o ChatGPT melhora a eficiência e a qualidade das pesquisas médicas. Trataremos mais dessa ferramenta no capítulo 9.

Temos sistemas que podem fazer a criação de artefatos, projetando, desenvolvendo, implementando e avaliando os novos dispositivos, equipamentos, *softwares*, entre outros objetos, que podem auxiliar na prática médica. Esses sistemas podem usar técnicas de raciocínio baseado em casos, que permitem utilizar e adaptar o conhecimento adquirido em situações anteriores, de forma criativa e original. Assim, os médicos podem ter mais inovação e produtividade e a medicina pode ter mais diversidade e competitividade, como o Autodesk Inventor, que é um *software* de modelagem 3D, que pode auxiliar na criação de próteses, órteses, instrumentos cirúrgicos, entre outros.

CONCLUSÃO

A IA tem diversas aplicações na medicina, contribuindo para melhorar e transformar a prática médica em diferentes aspectos, como a gerência dos recursos, o atendimento aos pacientes, a pesquisa e a inovação, entre outros. Essas aplicações podem trazer benefícios tanto para os profissionais quanto para os pacientes, aumentando a eficiência, a qualidade, a segurança, a satisfação, entre outros indicadores de desempenho e de resultado.

No entanto, também existem desafios e limitações, como questões éticas, sociais, jurídicas, técnicas, entre outras, que precisam ser consideradas e superadas, para que a IA possa ser usada de forma responsável, ética e sustentável na medicina. Torna-se de suma importância que os médicos estejam preparados e atualizados para lidar com as novas tecnologias e as novas demandas da sociedade, buscando sempre o aprimoramento profissional e a melhora da saúde humana.

LEITURAS SUGERIDAS

Aamodt A, Plaza E. Case-based reasoning: Foundational issues, methodological variations, and system approaches. AI Communications 1994;7(1):39-59.
Bird S, Klein E, Loper E. Natural language processing with Python: analyzing text with the natural language toolkit. O'Reilly Media, Inc.; 2009.
Hastie T, Tibshirani R, Friedman J. The elements of statistical learning: data mining, inference, and prediction. Springer Science & Business Media; 2009.
Kurzweil R. The singularity is near: When humans transcend biology. Penguin; 2005.
Luger GF, Stubblefield WA. Artificial intelligence: structures and strategies for complex problem solving. Pearson Education India; 2004.
MedCloud. Disponível em: http://medcloud.link. Acesso em: 11 de maio de 2024.
MLabs. Disponível em: http://www.mlabs.com.br. Acesso em: 11 de maio de 2024.
Nibo. Disponível em: http://www.nibo.com.br. Acesso em: 11 de maio de 2024.
Poole D, Mackworth A, Goebel R. Computational intelligence: a logical approach. Oxford: Oxford University Press; 1998.
RD Station. Disponível em: http://www.rdstation.com. Acesso em: 11 de maio de 2024.
Russell S, Norvig P. Artificial intelligence: a modern approach. Pearson Education Limited; 2016.

CAPÍTULO 8

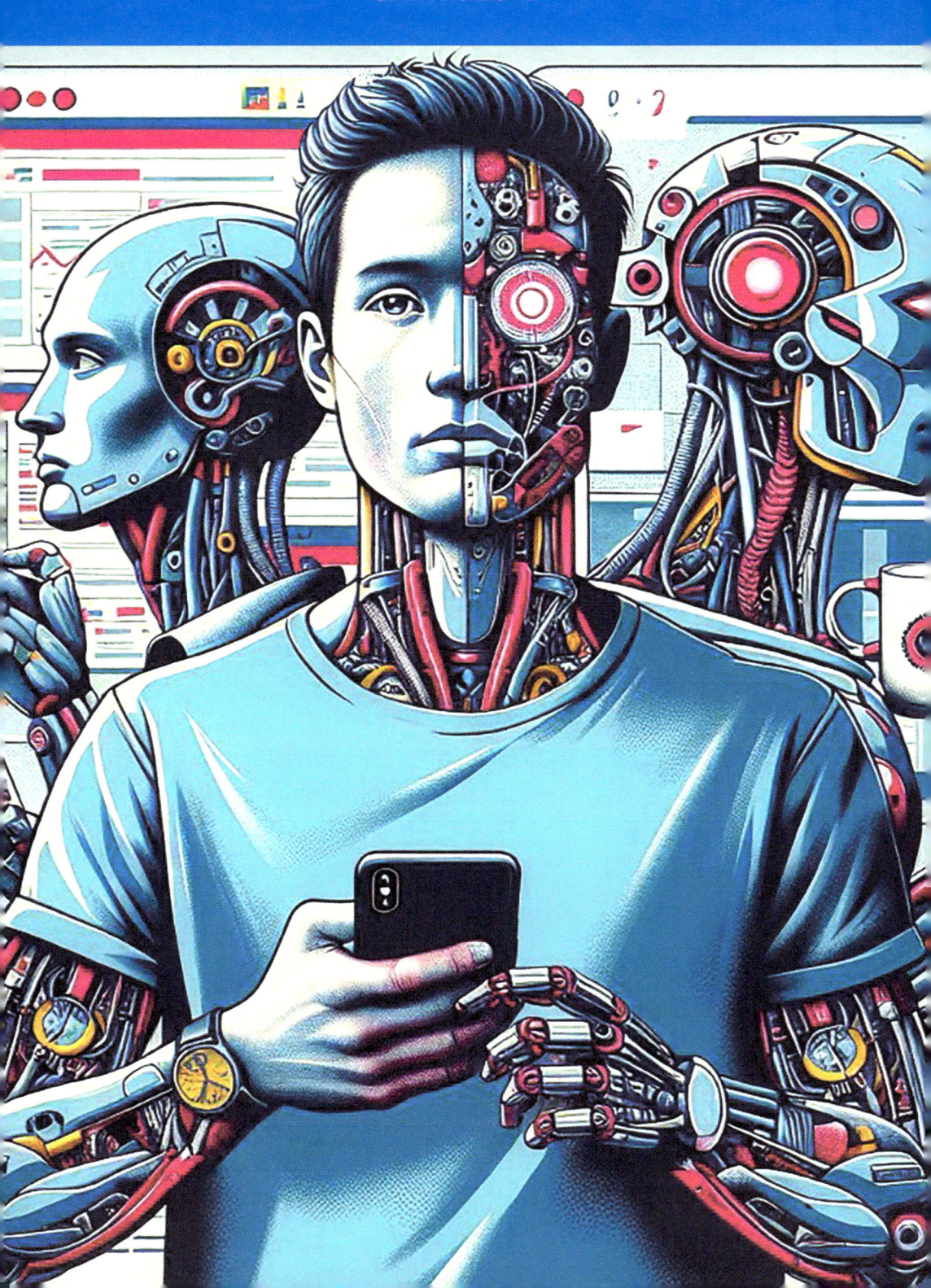

INTELIGÊNCIA ARTIFICIAL E MÍDIAS DIGITAIS – COMO OS PROFISSIONAIS DE SAÚDE PODEM APROVEITAR AS NOVAS TECNOLOGIAS PARA SE COMUNICAR, INFORMAR E EDUCAR SEUS PACIENTES E O PÚBLICO EM GERAL

> *"A inteligência coletiva é a capacidade das comunidades humanas de cooperar intelectualmente em vista de uma criação mútua de valor."*
>
> Pierre Lévy

A citação acima resume bem o espírito da era digital, em que as pessoas estão cada vez mais conectadas, interagindo e compartilhando conhecimentos, experiências e opiniões por meio das mídias digitais. Essas mídias, que incluem as redes sociais, os *blogs*, os *podcasts*, os vídeos, os aplicativos, os jogos, entre outros, são plataformas que permitem a criação, a distribuição e o consumo de conteúdos de forma rápida, fácil e acessível. Elas também são espaços de aprendizagem, de colaboração e de participação cidadã, que podem contribuir para o desenvolvimento social, cultural, político e econômico das sociedades.

Mas o que as inteligências artificiais (IAs) têm a ver com as mídias digitais? E como elas podem beneficiar a medicina? Essas são as questões que vamos explorar neste capítulo, mostrando como as elas podem auxiliar os profissionais de saúde a produzirem, gerenciarem e otimizarem seus conteúdos nas mídias digitais, bem como a interagirem com seus públicos de forma mais eficiente, personalizada e humanizada. Vamos falar da história e apresentar alguns conceitos e ferramentas que podem facilitar o uso das IAs nas mídias digitais, bem como alguns exemplos de aplicações práticas na área da saúde. Por fim, vamos discutir a importância de o médico inserir-se no ambiente virtual, considerando os desafios e as oportunidades que ele oferece para a sua atuação profissional e social.

PIERRE LÉVY E SUA IMPORTÂNCIA NA FILOSOFIA DO AMBIENTE VIRTUAL

Não temos como abordar o assunto de mídias digitais sem falar sobre Pierre Lévy, que é um filósofo e sociólogo franco-argelino, considerado um dos principais pensadores da era digital. Ele é autor de diversas obras que abordam temas como a cibercultura, a inteligência coletiva, a virtualização, a ciberdemocracia, entre outros. Ele defende que as mídias digitais e as inteligências artificiais são ferramentas que podem potencializar a inteligência humana, a comunicação, a cooperação, a criação, a participação e a emancipação das pessoas e das sociedades.

Para Lévy, o ambiente virtual é um espaço de interação, de aprendizagem, de colaboração e de inovação, que pode gerar um valor mútuo para os indivíduos e para os coletivos. Ele propõe o conceito de inteligência coletiva, que é a capacidade das comunidades humanas de cooperar intelectualmente em vista de uma criação mútua de valor. A sua frase "Ninguém sabe tudo, mas todos sabem alguma coisa", exemplifica bem o que ele quer dizer quando fala de inteligência coletiva. A inteligência coletiva é uma forma de inteligência distribuída, que se baseia na diversidade, na complementaridade, na sinergia e na emergência dos saberes e das competências dos participantes. Ela é uma forma de inteligência ampliada, que se beneficia das mídias digitais e das inteligências artificiais, que podem ampliar, acelerar, conectar, integrar, filtrar, organizar, memorizar, processar e apresentar as informações de forma mais eficiente e eficaz.

Ele também discute o conceito de virtualização, que é o processo de transformação da realidade em potencialidade, de atualização em virtualização, de concretização em abstração. Ele explica que a virtualização é uma forma de enriquecimento, de diversificação, de complexificação e de problematização da realidade, que abre novas possibilidades, novas oportunidades, novos desafios e novas soluções. A virtualização sendo uma forma de libertação, de desprendimento, de deslocamento e de transcendência da realidade, permite novas formas de expressão, de comunicação, de representação e de criação.

O conceito de ciberdemocracia, também é abordado por ele como sendo o uso das mídias digitais e das inteligências artificiais para promover a democracia, a participação, a transparência, a responsabilidade, a deliberação, a inclusão, a diversidade, a pluralidade, a tolerância, a cooperação, a solidariedade, a justiça e a sustentabilidade nas sociedades.

A ciberdemocracia é uma forma de democracia participativa, que envolve a mobilização, a consulta, a informação, a educação, a formação, a opinião, a decisão, a ação e a avaliação dos cidadãos nos processos políticos. Ela é uma forma de democracia deliberativa, que estimula o debate, o diálogo, a argumentação, a negociação, o consenso, o compromisso, o respeito, o reconhecimento e a responsabilidade dos cidadãos nos processos políticos.

Portanto, Pierre Lévy é um autor que oferece uma visão otimista, crítica e propositiva sobre o ambiente virtual, as mídias digitais e as inteligências artificiais, que pode inspirar e orientar os profissionais de saúde que desejam se inserir nesse ambiente, aproveitando suas potencialidades, enfrentando seus desafios e contribuindo para a sua melhoria.

A presença dos médicos, e demais profissionais de saúde, no ambiente virtual é essencial para que as boas informações sejam disseminadas nas mídias digitais. Uma vez que não sejam produzidas informações relevantes e conteúdo de qualidade, com o objetivo de informação e educação dos pacientes, estamos deixando-os à mercê das más informações, ao sensacionalismo e tudo o mais que não agrega conteúdo e conhecimento. Com certeza não é uma missão fácil, mas nem por isso pode deixar de ser uma meta para os bons profissionais. A internet, as cibercomunidades e a cibercultura são realidades incontestáveis e presentes nas vidas de todos nós.

A HISTÓRIA DAS MÍDIAS DIGITAIS

As mídias digitais são fruto de uma evolução tecnológica que começou na segunda metade do século XX, com o surgimento dos primeiros computadores e da internet. Essas invenções permitiram a digitalização da informação, ou seja, a transformação de

Quadro 8-1. História das Mídias Digitais

Evento	Origem	Objetivo	Pioneiros
Primeiros computadores e internet	Estados Unidos, durante a Segunda Guerra Mundial e a Guerra Fria	Realizar cálculos complexos e trocar informações a longas distâncias	John von Neumann, Alan Turing, John Atanasoff e Clifford Berry
Internet	Projeto financiado pelo Departamento de Defesa dos Estados Unidos	Conectar diferentes redes de computadores em um sistema integrado e descentralizado	ARPANET
Primeiro teste bem-sucedido da ARPANET	1969	Conexão entre quatro universidades americanas	Kleinrock, 2010[1]; Ceruzzi, 2008[2]

dados em códigos binários que podem ser processados, armazenados e transmitidos por dispositivos eletrônicos. A digitalização trouxe uma série de vantagens, como a redução de custos, a ampliação de capacidade, a melhora de qualidade, a diversificação de formatos e a interatividade dos conteúdos. Podemos ver um resumo dessa história no Quadro 8-1.

A ARPANET (Advanced Research Projects Agency Network) foi a primeira rede de computadores que utilizou o protocolo TCP/IP, que é a base da internet atual. A sigla significa Advanced Research Projects Agency Network, ou Rede da Agência de Projetos de Pesquisa Avançada, em português. A ARPANET foi criada em 1969 pelos militares dos Estados Unidos, com o objetivo de desenvolver uma rede de comunicação descentralizada e resistente a ataques nucleares. A rede conectava inicialmente quatro universidades americanas: Universidade da Califórnia em Los Angeles (UCLA), Instituto de Pesquisa de Stanford (SRI), Universidade da Califórnia em Santa Bárbara (UCSB) e Universidade de Utah. A ARPANET foi um marco histórico para o desenvolvimento das mídias digitais, pois possibilitou a troca de dados, mensagens e arquivos entre computadores distantes, além de abrir caminho para a criação de outras redes e serviços *on-line*.[3]

A partir da década de 1990, a internet se popularizou e se tornou uma rede global de comunicação, que conecta bilhões de pessoas e dispositivos em todo o mundo. Nesse contexto, surgiram as primeiras mídias digitais, como os *sites*, os *e-mails*, os fóruns, os *chats*, os jogos *on-line*, entre outros. Essas mídias permitiram que as pessoas pudessem acessar, produzir e compartilhar informações de forma mais democrática e participativa, rompendo as barreiras geográficas, temporais e sociais que limitavam as mídias tradicionais, como o rádio, a televisão e o jornal.

Na virada do século XXI, as mídias digitais entraram em uma nova fase, marcada pelo surgimento das redes sociais, como o Facebook, o Twitter, o YouTube, o Instagram, entre outras. Essas redes são plataformas que facilitam a criação e o compartilhamento de conteúdo pelos usuários, bem como a formação de comunidades e a interação entre eles. As redes sociais ampliaram o alcance, a diversidade e a relevância das mídias digitais, tornando-as mais presentes e influentes na vida das pessoas e da sociedade.

No Quadro 8-2 podemos ver as principais mídias e a cronologia de suas criações.

Quadro 8-2. Principais Mídias Digitais e Cronologia de Suas Criações

Mídia digital	Ano de criação	Criador(es)	Informações relevantes
E-mail	1971	Ray Tomlinson[4]	É uma forma de comunicação eletrônica que permite enviar e receber mensagens e arquivos pela internet. Os *e-mails* são gerenciados por serviços como o Gmail, o Outlook e o Yahoo Mail
Fórum	1973	Ward Christensen e Randy Suess[5]	É um espaço *on-line* onde as pessoas podem discutir sobre diversos temas, por meio de mensagens escritas. Os fóruns são organizados por categorias e tópicos, e podem ter regras e moderadores. Alguns exemplos de fóruns são o Reddit, o Stack Overflow e o Quora
Chat	1980	Doug Brown e David R. Woolley[6]	Mensagem eletrônica é uma forma de comunicação digital enviada entre dispositivos eletrônicos, como computadores, smartphones ou tablets, através de redes de telecomunicações. Exemplos comuns incluem e-mails, mensagens de texto (SMS), mensagens instantâneas (como WhatsApp e Telegram) e mensagens diretas em plataformas de redes sociais
Jogo *on-line*	1980	Roy Trubshaw e Richard Bartle[7]	É um tipo de jogo eletrônico que pode ser jogado pela internet, com outras pessoas ou não. Os jogos *on-line* podem ser de diversos gêneros, como ação, aventura, estratégia, simulação, entre outros. Alguns exemplos de jogos *on-line* são o Fortnite, o League of Legends, o Minecraft e o Among Us
Site	1991	Tim Berners-Lee[8]	É uma coleção de páginas *web* que podem conter textos, imagens, áudios, vídeos e outros recursos. Os *sites* são acessados por meio de navegadores, como o Google Chrome, o Mozilla Firefox e o Internet Explorer
Rede social	1997	Andrew Weinreich[9]	É uma plataforma *on-line* que permite aos usuários criarem perfis, publicar conteúdos, seguir e interagir com outras pessoas, formar comunidades e participar de atividades. As redes sociais podem ter diferentes focos, como profissional, pessoal, artístico, entre outros. Alguns exemplos de redes sociais são o Facebook, o LinkedIn, o Instagram e o TikTok
Blog	1997	Jorn Barger[10]	É um tipo de *site* que contém postagens periódicas sobre um determinado tema ou assunto, geralmente em ordem cronológica inversa. Os *blogs* podem ser escritos por uma ou mais pessoas, e podem permitir comentários dos leitores. Alguns exemplos de *blogs* são o WordPress, o Blogger e o Medium
Podcast	2004	Adam Curry e Dave Winer[11]	É um formato de mídia digital que consiste em uma série de episódios de áudio, que podem ser baixados ou transmitidos pela internet. Os *podcasts* podem abordar diversos assuntos, como notícias, humor, educação, cultura, entre outros. Alguns exemplos de *podcasts* são o Nerdcast, o Café da Manhã e o TED Talks Daily

(Continua)

Quadro 8-2. *(Cont.)* Principais Mídias Digitais e Cronologia de Suas Criações

Mídia digital	Ano de criação	Criador(es)	Informações relevantes
Vídeo on-line	2005	Jawed Karim, Chad Hurley e Steve Chen[12]	É um tipo de conteúdo audiovisual que pode ser assistido pela internet, em plataformas como o YouTube, o Vimeo e o Netflix. Os vídeos on-line podem ter diferentes formatos, como clipes, filmes, séries, documentários, tutoriais, entre outros
Livro digital	2007	Amazon[13]	É um tipo de livro que pode ser lido em dispositivos eletrônicos, como computadores, *tablets*, *smartphones* e *e-readers*. Os livros digitais podem ter recursos interativos, como *hiperlinks*, animações, áudios e vídeos. Alguns exemplos de livros digitais são o Kindle, o Kobo e o Google Play Livros

Atualmente, as mídias digitais estão em constante transformação, acompanhando as inovações tecnológicas e as demandas dos usuários. Uma das tendências mais recentes é a incorporação das inteligências artificiais, que são sistemas computacionais capazes de realizar tarefas que normalmente requerem inteligência humana, como reconhecer imagens, compreender textos, gerar conteúdos, tomar decisões, entre outras. As IAs podem trazer benefícios para as mídias digitais, como aumentar a eficiência, a qualidade, a criatividade e a personalização dos conteúdos, bem como melhorar a experiência, a satisfação e a fidelização dos usuários.

O QUE É CIBRIDISMO E COMO É IMPORTANTE PARA OS MÉDICOS

Um conceito que pode ajudar a compreender as implicações das mídias digitais e das IAs para os médicos é o de cibridismo, que foi proposto pelo filósofo brasileiro Norval Baitello Junior. O cibridismo é a ideia de que as pessoas e as coisas estão cada vez mais conectadas, misturadas e influenciadas pelas tecnologias digitais, criando uma realidade que combina elementos do ciberespaço e do espaço físico. O cibridismo sugere que as fronteiras entre o natural e o artificial, o humano e o não humano, o real e o virtual, estão se tornando cada vez mais difusas, complexas e dinâmicas – é a integração do *on-line* e do *off-line* nas nossas vidas.

Radfahrer (2011)[14] discute a tendência da integração do *on-line* e do *off-line* na sociedade atual, que gera um novo tipo de ser humano: o cíbrido. Segundo o autor, as pessoas não são mais predominantemente "OFF" ou "ON", mas sim ambos ao mesmo tempo, pois as tecnologias móveis possibilitam o acesso ao ciberespaço em qualquer lugar e momento. As tecnologias digitais são como uma extensão do nosso corpo e da nossa mente, que nos expandem para além das nossas limitações biológicas. Ele sugere que somos seres simbióticos, que se conectam com outros dispositivos, mentes e corpos, formando uma realidade híbrida, complexa e dinâmica. O digital não é mais algo separado da nossa vida, mas sim uma parte dela, que nos oferece uma experiência melhor e uma vida melhor, seja ela "ON" ou "OFF".

No caso da medicina atual, cibridismo encontra-se presente em diversos aspectos, passando pela presença dos profissionais nas mídias digitais, ao dia a dia da gerência do consultório, até o contato com pacientes e hospitais. Um profissional que não está presente no ambiente virtual não "existe" pois não será encontrado pelo paciente. E esse conceito de existir no espaço virtual para existir no espaço real é aplicado para todas as áreas profissionais, não só para a medicina. O cibridismo implica em novos desafios, oportunidades, responsabilidades e riscos para os médicos, que precisam adaptar-se, atualizar-se, capacitar-se, qualificar-se, diferenciar-se e posicionar-se nessa nova realidade.

A IMPORTÂNCIA DE O MÉDICO INSERIR-SE NO AMBIENTE VIRTUAL

O ambiente virtual é o espaço onde ocorrem as interações mediadas pelas mídias digitais. É um ambiente que oferece diversas possibilidades para os profissionais de saúde, como se comunicar, informar, educar, pesquisar, atualizar, inovar, colaborar, entre outras. O médico que se insere no ambiente virtual pode aproveitar essas possibilidades para ampliar sua visibilidade, sua credibilidade, sua autoridade, sua reputação e sua influência na sua área de atuação e na sociedade em geral.

Além disso, o médico inserido no ambiente virtual pode contribuir para a promoção da saúde, da prevenção de doenças, da educação em saúde, da conscientização social, da defesa de direitos, da participação cidadã, da transparência, da ética, da qualidade e da humanização da assistência à saúde. O médico pode usar as mídias digitais para divulgar informações confiáveis, baseadas em evidências científicas, para orientar seus pacientes e o público em geral sobre temas relevantes para a saúde individual e coletiva. Também usar as mídias digitais para dialogar com seus pacientes e com outros profissionais de saúde, para esclarecer dúvidas, para dar dicas, para trocar experiências, para oferecer apoio, para estimular o autocuidado, para fortalecer o vínculo, para melhorar a adesão, para avaliar a satisfação, para receber *feedbacks*, entre outras ações que podem melhorar a qualidade e a humanização da assistência à saúde.

Porém, o profissional que se insere no ambiente virtual também deve estar atento aos desafios e aos riscos que ele envolve, como a sobrecarga de informações, a desinformação, a invasão de privacidade, a violação de sigilo, a exposição indevida, a concorrência desleal, a publicidade enganosa, a responsabilidade civil, a fiscalização profissional, presença de *hatters, fake news*, entre outros. O médico deve seguir as normas éticas e legais que regulam o exercício da medicina e o uso das mídias digitais, bem como adotar boas práticas e critérios de qualidade para produzir, gerenciar e otimizar seus conteúdos e suas interações no ambiente virtual atendendo as regras éticas e legais envolvidas.

AS FERRAMENTAS PARA MÍDIAS DIGITAIS

Para se inserir no ambiente virtual, o médico precisa conhecer e utilizar as ferramentas que podem facilitar e melhorar a sua produção, o seu gerenciamento e a sua otimização de conteúdos nas mídias digitais. Essas ferramentas podem ser divididas em três categorias: as ferramentas de criação, as ferramentas de gestão e as ferramentas de análise.

- **As ferramentas de criação** são aquelas que permitem a produção de conteúdo de forma mais fácil, rápida e criativa. Elas podem ser usadas para escrever textos, gerar imagens, gravar áudios, editar vídeos, criar infográficos, entre outros. Alguns exemplos de ferramentas de criação são: o Google Docs, o Canva, o Audacity, o Filmora, o Piktochart, entre outros.
- **As ferramentas de gestão** são aquelas que permitem ao médico organizar, programar, publicar e distribuir seus conteúdos nas diferentes mídias digitais. Elas podem ser usadas para planejar, agendar, postar, compartilhar, gerenciar e monitorar seus conteúdos nas redes sociais, nos *blogs*, nos *podcasts,* nos vídeos, entre outros. Alguns exemplos

de ferramentas de gestão são: o Hootsuite, o Buffer, o WordPress, o Anchor, o YouTube Studio, o Mlabs, entre outros.
- **As ferramentas de análise** são aquelas que permitem ao médico medir, avaliar e otimizar o desempenho, o alcance e o impacto de seus conteúdos nas mídias digitais. Elas podem ser usadas para coletar, analisar, interpretar e visualizar dados e indicadores sobre seus conteúdos, seus públicos, seus objetivos, suas estratégias, suas ações, seus resultados, suas oportunidades, suas ameaças, entre outros. Alguns exemplos de ferramentas de análise são: o Google Analytics, o Facebook Insights, o Twitter Analytics, o Instagram Insights, o YouTube Analytics, entre outros.

CONCLUSÃO

Nesse capítulo falamos sobre a importância da presença digital dos médicos e como isso pode facilitar a sua comunicação e divulgação de informações úteis para a sociedade como um todo. Apresentamos a história das mídias digitais e algumas ferramentas para que o profissional possa conhecer e utilizar os recursos digitais para criar, publicar e monitorar seus conteúdos de forma eficiente, criativa e ética, visando atingir seus objetivos de comunicação, educação e marketing digital.

Importante ressaltar que essas ferramentas são apenas meios e não fins, e que o médico deve sempre priorizar a qualidade, a relevância e a originalidade de seus conteúdos, assim como o respeito às normas e aos bons princípios da prática médica.

REFERÊNCIAS BIBLIOGRÁFICAS

1. Ceruzzi PE. Internet Alley: High Technology in Tysons Corner, 1945-2005. The MIT Press, 2008, 256 p. Disponível em: http://www.jstor.org/stable/j.ctt5vjqs8. Acesso em: 4 de julho de 2024.
2. Kleinrock L. An early history of the internet [History of Communications]. IEEE Communications Magazine, 2010 Aug;48(8):26-36.
3. Leiner BM, et al. Brief History of the Internet. Internet Society; 1997. Disponível em: https://www.internetsociety.org/internet/history-internet/brief-history-internet/. Acesso em: 27 jul. 2024
4. Tomilinson R. The First Network Email. Internet Society; 1998. Disponível em: https://www.internetsociety.org/internet/history-internet/brief-history-email/. Acesso em: 27 jul. 2024
5. Downs J. The Evolution of Online Forums: From BBS to Reddit. History of the Internet; 2018.
6. Woolley DR. PLATO Notes: First Online Message Board. Computer History Museum. Disponível em: https://www.computerhistory.org. Acesso em: 27 jul. 2024.
7. Bartle R, Trubshaw R. MUD1: The First Multi-User Dungeon. Computer History Museum. Disponível em: https://www.computerhistory.org. Acesso em: 27 jul. 2024.
8. Cern A. A Short History of the Web. Disponível em: https://home.cern/science/computing/birth-web/short-history-web. Acesso em: 27 jul. 2024.
9. Weinreich A. Six Degrees: The First Online Social Network. History of Social Media. Disponível em: https://www.historyofsocialmedia.com. Acesso em: 27 jul. 2024.
10. Bloom J. The Evolution of Blogging. History of Blogging. Disponível em: https://www.historyofblogging.com. Acesso em: 27 jul. 2024.
11. "The History of Podcasting," Podcasting History. Disponível em: https://www.podcastinghistory.com. Acesso em: 27 jul. 2024.
12. "The History of YouTube," YouTube Wiki. Disponível em: https://youtube.fandom.com/wiki/History_of_YouTube. Acesso em: 27 jul. 2024.
13. Amazon. Kindle and eBooks. Disponível em: https://www.amazon.com/kindle-ebooks. Acesso em: 27 jul. 2024
14. Radfahrer L. O mundo híbrido. São Paulo: Folha de São Paulo, 23 de março de 2011. Disponível em: https://www1.folha.uol.com.br/fsp/tec/tc2303201125.htm. Acesso em: 13 de maio de 2024.

LEITURAS SUGERIDAS

Figueiredo e Silva IV, Mota SM, Lemos SS, Bitencourt Silva GAM. Marketing e Publicidade Médica. In: Cirurgia Plástica–Manual. 1. ed. Rio de Janeiro: Atheneu; 2021. p. 31-39.
Lévy P. A inteligência coletiva: por uma antropologia do ciberespaço. São Paulo: Loyola; 1998.
Lévy P. Cibercultura. São Paulo: Editora 34; 1999.
Lévy P. Ciberdemocracia. Lisboa: Instituto Piaget; 2002.
Lévy P. O que é o virtual? São Paulo: Editora 34; 1996
Manovich L. Language of new media. MIT Press; 2001.
Santaella L. Navegar no Ciberespaço. O perfil cognitivo do leitor imersivo. São Paulo: Paulus; 2004.

CAPÍTULO 9

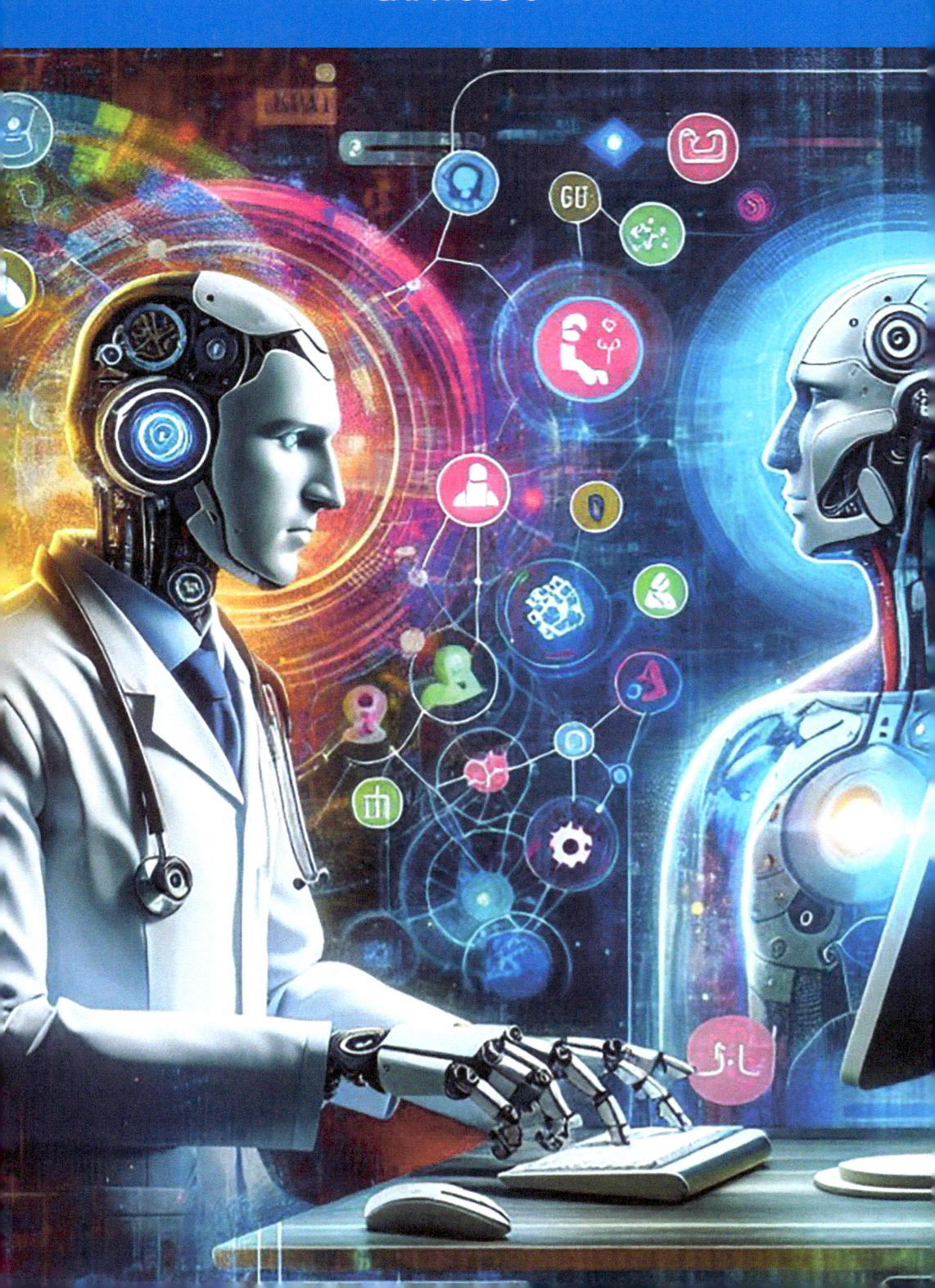

ChatGPT E SUAS APLICAÇÕES

> *"O chatGPT representa um avanço na comunicação entre humanos e máquinas, permitindo que elas conversem de forma natural e fluida, sem depender de regras pré-definidas ou scripts limitados."*
>
> Tiago Andrade

O ChatGPT é um sistema de conversação baseado em inteligência artificial (IA) que utiliza o modelo GPT para gerar respostas coerentes e criativas a partir de um texto de entrada. O GPT é um modelo de linguagem neural que foi treinado a partir de um grande volume de textos da internet, e que é capaz de gerar textos em diversos domínios e estilos. Foi desenvolvido por uma equipe de pesquisadores da empresa OpenAI que é uma organização sem fins lucrativos dedicada a criar e disseminar tecnologias que possam beneficiar a humanidade.

A OpenAI foi fundada em dezembro de 2015 por um grupo de empresários e pesquisadores ligados ao campo da IA, como Elon Musk, Peter Thiel, Reid Hoffman, Yann LeCun, entre outros. A empresa também defende os princípios éticos e democráticos na pesquisa e no desenvolvimento de IA, buscando evitar que ela seja controlada por poucos ou usada para fins maléficos. A sua proposta é ser uma instituição aberta e transparente, que compartilha seus resultados e códigos com a comunidade científica e o público em geral com democracia e responsabilidade.

Neste capítulo, vamos apresentar a história da criação do ChatGPT, as suas principais funcionalidades, alguns exemplos de uso e aplicativos semelhantes que já foram desenvolvidos. Também vamos discutir como o ChatGPT pode ajudar a medicina a produzir conteúdo funcionando como um assistente pessoal.

HISTÓRIA DA CRIAÇÃO DO ChatGPT

O ChatGPT foi lançado em julho de 2020, como um experimento para demonstrar as capacidades do GPT-3, o modelo de linguagem neural mais avançado até então. A OpenAI, já havia desenvolvido as versões anteriores do modelo, o GPT e o GPT-2, porém, o GPT-3 se diferenciou dos seus predecessores pelo seu tamanho e potência: possuindo 175 bilhões de parâmetros, o que era mais de 10 vezes o número de parâmetros do GPT-2, e mais de 100 vezes o número de parâmetros do primeiro modelo. Além disso, o GPT-3 foi treinado em um *corpus* de 45 *terabytes* de textos da internet, o que representou uma fração significativa de todo o conteúdo textual disponível *on-line*.

Já o GPT-4o expande ainda mais esses números, proporcionando maior precisão e capacidade de resposta, trabalhando com aproximadamente 1,76 trilhões de parâmetros, distribuídos em 120 camadas. Ele utiliza uma abordagem chamada Mixture of Experts (MoE), que envolve múltiplos modelos especializados, cada um com cerca de

111 bilhões de parâmetros, permitindo uma maior eficiência e especialização nas tarefas de processamento de linguagem natural.[1]

Para treinar o GPT-4o, foram utilizados cerca de 13 trilhões de *tokens* de dados, incluindo textos e códigos. Este enorme treinamento resulta em um modelo altamente capacitado para uma variedade de aplicações, como *chatbots*, assistentes pessoais, tradução de idiomas, sumarização de textos e respostas a perguntas complexas.[2,3] O custo de treinamento do GPT-4o foi estimado em cerca de 63 milhões de dólares, refletindo a enorme quantidade de recursos computacionais necessários.

O programa gera respostas a partir de um texto de entrada, que pode ser uma pergunta, uma afirmação, uma provocação ou qualquer outra forma de interação. O sistema objetiva manter uma conversa coerente, criativa e divertida com o usuário, usando diferentes personalidades e estilos de linguagem. Ele também pode incorporar elementos de contexto, como o nome do usuário, o assunto da conversa, o humor e o tom. Foi projetado para ser um experimento social e educativo, e não para substituir as interações humanas.

As tecnologias que utilizam a IA são muito dinâmicas, e devido aos seus aperfeiçoamentos constantes, tornam difíceis o registro 100% atualizado delas em artigos e livros como esse. Por exemplo, no momento da escrita deste livro, a versão GPT-4o é a mais moderna, porém, e em algumas semanas talvez já possamos ter várias outras versões ainda mais aprimoradas do sistema.

Como já foi dito, o GPT-4o é uma das mais avançadas versões de modelos de linguagem baseados em inteligência artificial. Foi projetado para compreender e gerar texto de maneira altamente sofisticada, utilizando bilhões de parâmetros para produzir respostas coerentes e contextualmente relevantes. A principal vantagem do GPT-4o é sua capacidade de interpretar e responder a uma ampla variedade de perguntas e comandos, desde tarefas simples de processamento de linguagem natural até a realização de análises complexas e detalhadas.

Na área médica, o GPT-4 pode ser especialmente valioso. Ele pode auxiliar na pesquisa científica, fornecendo resumos de literatura, identificando tendências em dados clínicos, vieses, e ajudando na formulação de hipóteses de pesquisa. Além disso, pode atuar como um assistente virtual, respondendo a perguntas técnicas, explicando termos médicos complexos, e oferecendo suporte na elaboração de documentos científicos. Com sua capacidade de aprendizado contínuo, o GPT-4o representa uma ferramenta poderosa para aprimorar a eficiência e a qualidade do trabalho médico e científico.

Para começar a utilizar o programa de forma que o usuário possa tirar o melhor proveito de sua imensa capacidade, torna-se necessário que os termos e funcionalidades sejam bem entendidos. Chamamos de *prompts* as instruções que guiam o sistema de conversação para gerar uma resposta adequada ao texto de entrada. Eles especificam o que o sistema deve fazer, como continuar uma história, responder a uma pergunta, dar uma opinião etc. Os *prompts* também podem incluir informações adicionais, como contexto, estilo, formato, ou restrições que o sistema deve seguir. Quanto mais precisa for a sua entrada, ou *prompt*, mais precisa e útil será a resposta do programa.

Alguns exemplos de *prompts*:

- "Faça um resumo do livro 'Dom Casmurro' de Machado de Assis."
- "Quais as principais técnicas cirúrgicas utilizadas para a cirurgia mamária e quem as desenvolveu?"
- "Coloque as referências a seguir, entre aspas, em ordem alfabética, ordem numérica crescente e formatado segundo as normas da ABNT."

É recomendável que, ao solicitar uma pesquisa para uso em trabalhos ou textos acadêmicos, o usuário faça uma revisão cuidadosa dos resultados obtidos, pois o ChatGPT pode apresentar informações incompletas ou imprecisas, ou organizá-las de forma inadequada. Também é importante acrescentar que as fontes das informações devem ser verificadas para que não ocorra desinformação ou plágio.

FUNCIONALIDADES DO ChatGPT

O ChatGPT possui diversas funcionalidades que o tornam um sistema de conversação interessante e versátil. Algumas dessas funcionalidades são descritas no Quadro 9-1.

Poderíamos citar muitas outras funcionalidades para esse sistema, suas possibilidades são infinitas e sem sombra de dúvidas. Por por tudo que foi descrito, o ChatGPT já se tornou uma ferramenta que possibilita muitas tarefas sejam feitas com mais rapidez, economizando e otimizando o tempo dos profissionais.

Aplicativos que Utilizam o ChatGPT

Como ele é um modelo de geração de linguagem natural que pode produzir textos coerentes, fluentes e criativos, em diferentes idiomas e domínios, ele pode ser utilizado como extensão ou, como parte de vários programas e ferramentas. Também pode ser usado como uma ferramenta para desenvolver aplicativos que envolvem interação conversacional entre o usuário e a IA, seja por texto ou por voz.

Quadro 9-1. ChatGPT e Suas Funcionalidades

Funcionalidades	Descrição
Idiomas	Pode gerar respostas em diferentes idiomas. Ele detecta automaticamente o idioma do texto de entrada e gera uma resposta no mesmo idioma, além de poder realizar traduções
Personalidade e estilo de linguagem	Ele vai se adaptando à sua personalidade e ao seu estilo de linguagem de acordo com o texto de entrada e o contexto da conversa. Pode ter uma escrita formal, informal, educado, rude, sério, brincalhão, sarcástico, irônico, entre outros. Também pode imitar a personalidade e o estilo de linguagem de pessoas famosas, como celebridades, políticos, escritores, cientistas etc. (p. ex.: "Responda essa pergunta como Freud responderia")
Criatividade	Pode gerar respostas criativas e originais, que não se limitam a repetir o que já foi dito ou a usar frases clichês. Ele pode inventar histórias, piadas, metáforas, analogias, rimas, trocadilhos etc. Também pode usar referências culturais, como filmes, livros, músicas, memes etc.
Tipos de perguntas	Pode responder a diferentes tipos de perguntas, como perguntas factuais, opinativas, hipotéticas, pessoais etc. O sistema pode usar o seu conhecimento geral, que foi adquirido a partir do *corpus* de treinamento, para responder a perguntas sobre diversos assuntos, como história, geografia, ciência, arte, cultura etc.
Gerenciamento de diálogo	O sistema pode manter uma conversa fluente e coerente, seguindo o fluxo e o propósito da interação. Pode usar técnicas de gerenciamento de diálogo, como iniciar, manter, mudar ou encerrar um tópico, confirmar, esclarecer ou corrigir uma informação, fazer ou responder a um elogio, um pedido, uma sugestão, uma crítica etc.

Alguns exemplos de aplicativos que utilizam o ChatGPT para otimizar os seus programas e melhorar a interface com o usuário são:

1. *ChatGPT for WordPress:* uma extensão que permite adicionar um *chatbot* baseado em ChatGPT a *sites* WordPress. Ele pode responder a perguntas dos visitantes, fornecer informações e até mesmo realizar tarefas simples.
2. *ChatGPT para Discord:* é um *bot* que permite aos usuários interagirem com o ChatGPT diretamente dentro de servidores do Discord. Um *bot* é um programa de computador que realiza tarefas de forma automatizada, muitas vezes imitando o comportamento humano em determinadas atividades. Ele pode ser usado para entretenimento, responder a perguntas e realizar pesquisas. O Discord é uma plataforma de comunicação social voltada principalmente para *gamers*, mas também amplamente utilizada por comunidades *on-line* para interação em tempo real. Ele oferece recursos como *chat* por texto, voz e vídeo, permitindo que os usuários se comuniquem e colaborem em grupos, servidores e canais temáticos.
3. *ChatGPT for Slack:* uma integração que adiciona funcionalidades de *chat* com base em IA. Os usuários podem fazer perguntas, obter informações e até mesmo automatizar tarefas usando o ChatGPT dentro do aplicativo. O Slack é uma plataforma de comunicação empresarial que permite a colaboração em equipe por meio de mensagens instantâneas, canais temáticos, compartilhamento de arquivos e integração com outras ferramentas e aplicativos. Ele é usado por empresas de diversos tamanhos para facilitar a comunicação interna, melhorar a produtividade e organizar o trabalho em equipe.
4. *ChatGPT SDK para Desenvolvedores:* SDK significa "*Software Development Kit*" (*Kit de Desenvolvimento de Software*). É um conjunto de ferramentas, bibliotecas, documentação e exemplos de código fornecidos por um desenvolvedor ou empresa para facilitar a criação de *software* para uma plataforma específica, sistema operacional, linguagem de programação ou dispositivo. O ChatGPT está empregado em seus próprios aplicativos e plataformas possibilitando a criação de *chatbots* personalizados, assistentes virtuais e muito mais.
5. *ChatGPT para Aplicativos de Atendimento ao Cliente:* algumas empresas estão usando o ChatGPT como parte de seus sistemas de atendimento ao cliente. Ele pode ajudar a responder a perguntas frequentes, fornecer suporte básico e encaminhar consultas mais complexas para agentes humanos.
6. *ChatGPT em Jogos:* alguns jogos estão integrando o ChatGPT para fornecer NPCs mais interativos e realistas. NPC é a abreviação de "Non-Player Character", que em português significa "Personagem não Jogável". Em jogos eletrônicos, um NPC se refere a qualquer personagem dentro do jogo que não é controlado diretamente pelo jogador. Em vez disso, o NPC é controlado pelo próprio jogo, seja por meio de IA ou *scripts* pré-programados. Os jogadores podem conversar com esses NPCs usando linguagem natural e receber respostas contextualizadas.
7. *ChatGPT em Aplicativos de Aprendizado de Idiomas:* alguns aplicativos de aprendizado de idiomas estão usando o ChatGPT para oferecer prática de conversação simulada. Os usuários podem conversar com o ChatGPT em seu idioma de estudo e receber *feedback* e correções.

Esses são apenas alguns exemplos de como o ChatGPT pode ser usado para criar aplicativos inovadores, interativos e personalizados, que podem proporcionar uma experiência única e satisfatória para os usuários. Ele é um modelo versátil, potente e escalável, que pode ser aplicado em diversos cenários e contextos, gerando textos de alta qualidade e relevância. A seguir vamos exemplificar o seu uso na medicina.

ChatGPT COMO ASSISTENTE PARA A MEDICINA

O ChatGPT pode ser usado como um assistente pessoal para a medicina, auxiliando os profissionais da saúde a produzirem conteúdo relacionado com sua área de atuação. Ele pode ajudar os profissionais a desenvolverem textos como:

- *Artigos científicos:* pode ajudar a escrever o resumo, a introdução, a metodologia, os resultados, a discussão e a conclusão de um artigo científico, a partir de um tema, uma hipótese, uma revisão bibliográfica etc.
- *Formatação de textos de acordo com normas de publicação:* basta inserir o *prompt* informando exatamente o que deve ser feito. Esse é o tipo de tarefa que consome muito tempo nas produções de artigos, e textos científicos em geral.
- *Relatórios clínicos:* ele pode ajudar a escrever o histórico, o exame físico, os exames complementares, o diagnóstico, o tratamento e o prognóstico de um relatório clínico, a partir de um caso, uma queixa, uma anamnese etc. Obviamente o profissional vai inserir e alterar os dados necessários para que o relatório fique de acordo com o caso em questão.
- *Prescrições médicas:* o ChatGPT pode ajudar a escrever o nome, a dosagem, a via, a frequência e a duração de uma prescrição médica, a partir de um diagnóstico, uma indicação, uma contraindicação etc.

Como acabamos de afirmar, ele funciona como um assistente, um "secretário" e não como um substituto, para os profissionais de qualquer área. Ele pode iniciar a confecção de uma apresentação de *slides* por exemplo, basta usar um aplicativo com essa finalidade e informar o que deseja – quantidades de *slides*, público-alvo, tipo de linguagem e o assunto. A partir disso, o programa irá produzir o que foi solicitado e o profissional irá apenas formatar como deseja após conferir as informações inseridas pelo programa. Alguns aplicativos e programas podem, inclusive, inserir imagens. Muitos profissionais têm dificuldades em formatar apresentações e com o ChatGPT inserido nos programas, essa tarefa é simplificada, restando, como já foi dito, ao autor corrigir e modificá-la de acordo com os seus objetivos.

Muito importante ressaltar que ele pode gerar textos que sejam coerentes, criativos e informativos, mas que não sejam necessariamente corretos, precisos ou confiáveis. Recomendamos que ele sirva como uma fonte de inspiração, sugestão ou revisão, mas não como uma fonte de autoridade, decisão ou responsabilidade.

O ChatGPT pode facilitar o trabalho dos profissionais da saúde, mas não pode dispensar o seu conhecimento, experiência e ética.

CONCLUSÃO

Neste capítulo, apresentamos o ChatGPT como um sistema de geração de texto baseado em modelos de linguagem pré-treinados e adaptados para o português brasileiro e diversas outras línguas, que pode auxiliar profissionais de diversas áreas a produzir textos de forma rápida, fácil e criativa, utilizando apenas algumas palavras-chave ou instruções como entrada. Além disso, o ele pode interagir com o usuário por meio de uma interface conversacional, oferecendo *feedback*, sugestões e dicas para melhorar o texto.

No entanto, também destacamos as limitações e os cuidados que devem ser tomados ao usar o ChatGPT, pois ele não é capaz de garantir a veracidade, a precisão ou a confiabilidade dos textos gerados uma vez que ele busca as informações disponíveis no espaço virtual, mas não tem como verificar a veracidade delas. Ele deve ser visto como um assistente, um secretário e não como um substituto para os profissionais de qualquer área devendo o usuário sempre revisar, modificar e complementar os textos gerados pelo programa, de acordo com os seus objetivos, critérios e responsabilidades.

Ele pode facilitar o trabalho dos profissionais, mas não pode dispensar o seu conhecimento, experiência e ética.

REFERÊNCIAS BIBLIOGRÁFICAS

1. Wikipedia. GPT-4. Disponível em: https://en.wikipedia.org/wiki/GPT-4. Acesso em 20 jul 2024.
2. The Decoder. GPT-4 architecture, datasets, costs and more leaked. Disponível em: https://the-decoder.com/gpt-4-architecture-datasets-costs-and-more-leaked. Acesso em 20 jul 2024.
3. Baktash JA, Dawodi M. GPT-4: A Review on Advancements and Opportunities in Natural Language Processing. arXiv. 2023. Disponível em: https://arxiv.org/abs/2305.03195. Acesso em 20 jul 2024.

LEITURAS SUGERIDAS

AI Dungeon. AI Dungeon: imagine a world that you co-create with AI. Disponível em: https://aidungeon.com. Acesso em: 4 de maio de 2024.

AI Dynamics. Aida: Your Personal AI Assistant. 2021. Disponível em: https://aidynamics.com. Acesso em: 4 de maio de 2024.

Brown T, Mann B, Ryder N, Subbiah M, Kaplan JD, Dhariwal P et al. Language models are few-shot learners. arXiv:2005.14165v4 [cs.CL] 22 Jul 2020.

Github. GitHub Copilot: Your AI pair programmer. Disponível em: https://github.com/. Acesso em: 5 de maio de 2024.

Luan Y, Wadden D, He L, Shah A, Ostendorf M, Hajishirzi H. A general framework for information extraction using dynamic span graphs. In: Proceedings of the 2019 Conference of the North American Chapter of the Association for Computational Linguistics: Human Language Technologies, Volume 1 (Long and Short Papers). Minneapolis, Minnesota: Association for Computational Linguistics; 2019. p. 3036-3046.

OPENAI. Introducing GPT-3. Disponível em: http:/openai.com. Acesso em: 4 de maio de 2024.

Replika. Replika: your AI friend that you teach and grow through conversations. Disponível em: https://replika.com. Acesso em: 4 de maio de 2024.

CAPÍTULO 10

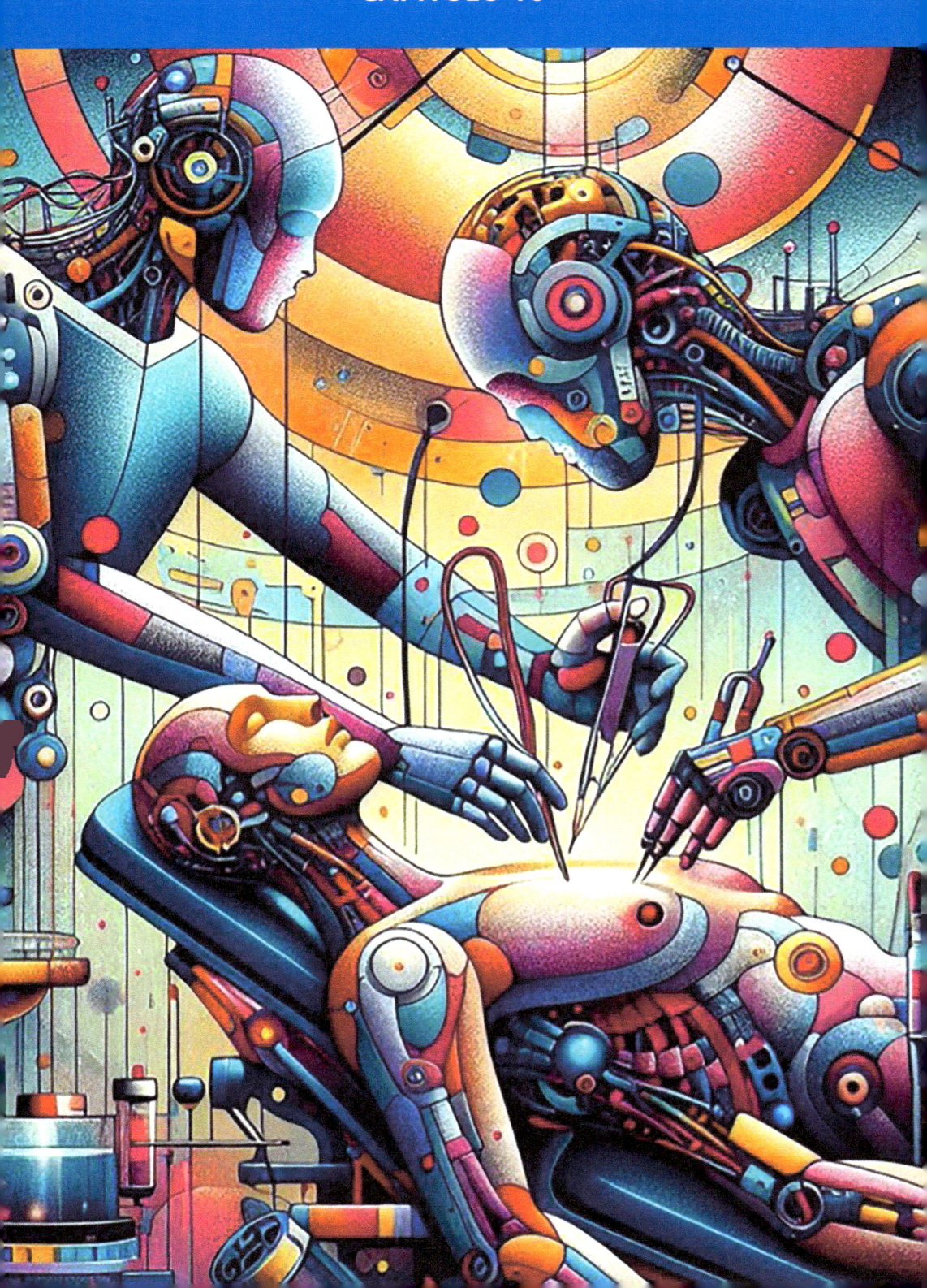

DESAFIOS ÉTICOS E REGULATÓRIOS DA INTELIGÊNCIA ARTIFICIAL (IA) – UMA ANÁLISE CRÍTICA DOS DILEMAS ÉTICOS E DAS REGULAMENTAÇÕES ATUAIS E FUTURAS DA APLICAÇÃO DA IA NA ÁREA DA SAÚDE

> *"A inteligência artificial pode transformar a medicina, mas é preciso garantir que ela seja usada de forma responsável, justa e transparente."*
>
> Haddaway e Ali, 2018

A inteligência artificial (IA) é uma área da ciência da computação que busca criar sistemas capazes de realizar tarefas que normalmente exigiriam inteligência humana, como reconhecimento de padrões, aprendizado, raciocínio, tomada de decisão, entre outras. Ela tem avançado rapidamente nos últimos anos, graças ao aumento da capacidade computacional, ao desenvolvimento de novos algoritmos e à disponibilidade de grandes volumes de dados.

Com a criação e o desenvolvimento da internet quântica, e sua capacidade de transmitir um enorme volume de dados a velocidades incomparáveis, graças às propriedades de superposição e entrelaçamento de dados, teremos um avanço exponencial da IA em todos os níveis. Essa tecnologia permitirá o processamento simultâneo de grandes volumes de informações, aumentando a produção e análise dos dados. Além disso, a criptografia quântica proporcionará níveis inéditos de segurança, essencial para proteger dados sensíveis em setores como saúde, finanças e defesa.

No Capítulo 3 falamos sobre moral e ética de uma forma mais generalizada e agora, vamos discutir os principais desafios éticos e regulatórios da IA na medicina, apresentando os dilemas que emergem da interação entre ela e a saúde humana, e as regulamentações atuais e futuras. Para isso, vamos abordar os seguintes tópicos:

I. Bioética e IA na saúde;
II. O que é a IA na medicina e quais são as suas principais aplicações e benefícios;
III. Quais são os principais desafios éticos da IA na medicina e como eles se relacionam com os princípios e os valores da ética médica;
IV. Quais são as principais regulamentações atuais e futuras da inteligência artificial (IA) na medicina e como elas se baseiam em *frameworks* e recomendações internacionais?

Utilizaremos o referencial teórico da bioética que é a disciplina que estuda os aspectos morais das ciências da vida e da saúde e se baseia em quatro princípios fundamentais: o respeito à autonomia, a beneficência, a não maleficência e a justiça. Esses princípios podem nos orientar na avaliação dos impactos da IA na saúde, tanto positivos quanto negativos, e na busca de soluções que respeitem os valores e os direitos dos envolvidos em todos os aspectos.

I. BIOÉTICA E INTELIGÊNCIA ARTIFICIAL NA SAÚDE

A bioética é a área da ética aplicada que se dedica a estudar os problemas morais decorrentes das intervenções humanas nas ciências da vida e da saúde. Em 1970, Van Rensselaer Potter, um bioquímico americano, cunhou o termo para descrever a aplicação de ética e valores morais às ciências da vida e da saúde em resposta aos avanços tecnológicos e científicos que trouxeram novas possibilidades, mas também novos dilemas. A bioética visa promover o diálogo interdisciplinar e pluralista entre as diversas perspectivas envolvidas nessas questões, como a dos profissionais de saúde, dos pacientes, dos pesquisadores, dos legisladores, dos religiosos e dos leigos. Ela também busca orientar as decisões e as ações dos agentes responsáveis pela saúde humana e pelo meio ambiente, tendo como base os princípios e os valores morais reconhecidos pela sociedade.[1,2]

Uma das abordagens mais influentes e difundidas da bioética é a dos quatro princípios fundamentais, proposta por Beauchamp e Childress (2013).[1] Segundo essa abordagem, as questões éticas na saúde podem ser analisadas e resolvidas à luz de quatro princípios morais básicos, que são descritas no Quadro 10-1.

Esses quatro princípios devem ser aplicados de forma balanceada e ponderada, levando em conta as circunstâncias específicas de cada caso e as expectativas razoáveis das partes envolvidas. Os princípios também devem ser interpretados e adaptados de acordo com o contexto cultural, social e legal de cada sociedade, respeitando a diversidade e o pluralismo de valores.

Quadro 10-1. Os Quatro Princípios da Bioética

Princípio	Definição	Exemplo
Respeito à autonomia	O respeito à capacidade das pessoas de tomar decisões livres e esclarecidas sobre sua própria vida e saúde, sem interferências ou coerções indevidas	Respeitar o consentimento informado dos pacientes para participar ou não de um tratamento médico ou de uma pesquisa científica
Beneficência	O dever de promover o bem-estar e o interesse das pessoas, buscando maximizar os benefícios e minimizar os riscos das intervenções na saúde	Recomendar o melhor tratamento disponível para o paciente, levando em conta suas necessidades, preferências e valores
Não maleficência	O dever de evitar ou prevenir o mal ou o dano às pessoas, abstendo-se de realizar ações que possam causar sofrimento, lesão ou morte desnecessários	Não submeter o paciente a procedimentos invasivos ou dolorosos que não tenham justificativa clínica ou científica
Justiça	O dever de tratar as pessoas com equidade e imparcialidade, distribuindo os recursos e os benefícios da saúde de forma justa e adequada, e evitando discriminações ou favoritismos	Garantir o acesso universal e igualitário aos serviços de saúde, independentemente de fatores como renda, gênero, raça, etnia, religião ou orientação sexual

Quadro 10-2. Impacto Positivos e Negativos da Inteligência Artificial

Impactos positivos	Impactos negativos
Aumento da eficiência, da qualidade e da acessibilidade dos serviços de saúde	Redução da interação humana, da empatia e da confiança entre os profissionais e os pacientes
Avanço do conhecimento científico, da inovação tecnológica e da descoberta de novos tratamentos e diagnósticos	Ampliação das desigualdades, das disparidades e das injustiças no acesso e no uso da IA na saúde
Empoderamento dos pacientes, que podem ter mais autonomia, informação e participação nas decisões sobre a sua saúde	Exposição dos pacientes a riscos de violação da sua privacidade, da sua dignidade e dos seus direitos humanos
Melhora da saúde pública, da prevenção de doenças e da promoção de estilos de vida saudáveis	Criação de novos dilemas, conflitos e responsabilidades éticas, legais e sociais para os envolvidos na IA na saúde

A bioética e a IA na saúde se relacionam de forma complexa e dinâmica, pois ambas envolvem questões éticas, sociais, legais e políticas que afetam a vida e a saúde das pessoas. Por um lado, a bioética pode oferecer um referencial teórico e prático para analisar criticamente os impactos da IA na saúde, tanto positivos quanto negativos (Quadro 10-2), propondo soluções que respeitem os direitos e os deveres dos diferentes atores envolvidos. Por outro lado, a IA na saúde pode desafiar e modificar alguns dos conceitos, dos princípios e dos valores da bioética, exigindo uma revisão e uma atualização constantes da sua teoria e da sua prática.[3,4]

O que temos visto nos últimos anos é que as inovações tecnológicas relativas às mídias digitais, tecnologia de informação e IA estão sendo implantadas e difundidas numa velocidade muito maior do que estamos conseguindo discuti-las e regulamentá-las. Isso traz preocupações e a necessidade de estudos profundos, porém, com a mesma velocidade, o que é um desafio.

II. O QUE É A INTELIGÊNCIA ARTIFICIAL (IA) NA MEDICINA E QUAIS SÃO AS SUAS PRINCIPAIS APLICAÇÕES E BENEFÍCIOS

Como já tratamos em outros capítulos, a IA na medicina pode ser definida como o uso de sistemas para realizar tarefas relacionadas com a saúde humana, tais como prevenção, diagnóstico, tratamento, monitoramento e pesquisa de doenças, bem como gestão e educação em saúde. Ela pode ser classificada em diferentes tipos, de acordo com o grau de intervenção e de autonomia dos sistemas de IA. Segundo Jiang *et al.* (2017)[5], como vemos no Quadro 10-3.

Algumas das suas principais aplicações e benefícios podem ser resumidos como apresentado no Quadro 10-4.

Diante de tantas aplicabilidades e vantagens em seu uso já podemos afirmar que, tanto na Medicina, quanto em vários outros setores da sociedade, já não podemos prescindir da existência da IA e, por isso, a necessidade de sua discussão em termos de desafios éticos e morais torna-se urgente e imprescindível.

Quadro 10-3. Tipos de Inteligência Artificial

Tipo de IA	Descrição
IA assistida	O sistema de IA fornece informações ou sugestões ao profissional de saúde, que toma a decisão final
IA aumentada	O sistema de IA fornece informações ou sugestões ao profissional de saúde, que pode aceitar ou rejeitar a decisão do sistema
IA autônoma	O sistema de IA toma a decisão final, sem a intervenção do profissional de saúde

Quadro 10-4. Resumo das Aplicações e Benefícios da Inteligência Artificial na Saúde

Análise de dados	Reconhecimento de imagens	Diagnóstico e tratamento	Monitoramento e prevenção	Pesquisa e inovação
Processamento e análise de grandes volumes de dados	Reconhecimento e interpretação de imagens médicas	Auxílio no diagnóstico e tratamento de doenças	Monitoramento e prevenção de doenças	Pesquisa e inovação na área da saúde
Insights e conhecimentos para a tomada de decisão clínica	Utilização de técnicas de visão computacional e aprendizado profundo	Utilização de técnicas de aprendizado de máquina e raciocínio com base em casos	Utilização de técnicas de mineração de dados e análise preditiva	Utilização de técnicas de inteligência computacional e modelagem computacional
Identificação de padrões, detecção de anomalias, previsão de riscos, otimização de recursos	Detecção, classificação, segmentação, medição e monitoramento de lesões, tumores, órgãos, tecidos	Comparação de sintomas, sinais e dados dos pacientes com bases de conhecimento médico	Acompanhamento da evolução, recuperação e reabilitação dos pacientes	Simulação, teste e avaliação de novas hipóteses, teorias, métodos, técnicas, medicamentos, vacinas, dispositivos
	Alta precisão e velocidade	Geração de hipóteses diagnósticas, recomendações terapêuticas, planos de cuidado	Antecipação de possíveis complicações, recaídas, surtos, epidemias	Contribuição para o avanço do conhecimento científico e melhora da qualidade de vida das pessoas
		Com base em evidências científicas e boas práticas clínicas	Utilização de dados de sensores, wearables, aplicativos	
			Envio de alertas, lembretes, orientações aos pacientes e profissionais de saúde	

III. QUAIS SÃO OS PRINCIPAIS DESAFIOS ÉTICOS DA INTELIGÊNCIA ARTIFICIAL (IA) NA MEDICINA E COMO ELES SE RELACIONAM COM OS PRINCÍPIOS E OS VALORES DA ÉTICA MÉDICA

A IA na medicina, apesar de seus benefícios, também traz consigo uma série de desafios éticos, que precisam ser enfrentados com cuidado e rigor. A ética médica, portanto, pode servir como um referencial para a análise e a orientação dos desafios que irão se apresentar, bem como para a elaboração e a implementação de regulamentações que garantam uma aplicação ética, segura e eficaz.

Os principais desafios éticos que se apresentam podem ser agrupados em seis categorias, de acordo com o tipo de questão envolvida. Essas categorias são: privacidade e segurança, confiabilidade e validade, responsabilidade e *accountability*, equidade e justiça, transparência e explicabilidade, e autonomia e consentimento.

A seguir, vamos discutir cada uma dessas categorias, apresentando os dilemas éticos que elas envolvem e como elas se relacionam com os princípios e os valores da ética médica.

Privacidade dos Dados, Segurança e LGPD

Um dos principais desafios éticos da IA na saúde é a proteção da privacidade dos dados dos pacientes. Os dados de saúde são considerados sensíveis, pois revelam informações pessoais sobre os estados físico, mental e emocional das pessoas, bem como sobre seus hábitos, preferências e histórico familiar.

Na saúde, os algoritmos que irão alimentar IA dependem de grandes volumes de dados para treiná-los e aprimorá-los. Esses dados podem ser provenientes de diversas fontes, como prontuários eletrônicos, exames de imagem, dispositivos vestíveis, aplicativos móveis e mídias digitais. A coleta e o uso desses dados podem trazer benefícios para a saúde individual e coletiva, mas também podem gerar riscos para a privacidade dos pacientes. Por exemplo, os dados podem ser vazados, *hackeados*, roubados ou vendidos para terceiros sem o consentimento dos pacientes. Os dados também podem ser reidentificados, ou seja, associados a pessoas específicas, mesmo que tenham sido anonimizados ou pseudonimizados. Além disso, podem ser analisados de forma preditiva ou prescritiva, ou seja, para prever ou influenciar o comportamento ou as decisões dos pacientes, sem o seu conhecimento ou consentimento.

Para proteger a privacidade dos dados dos pacientes, é necessário que haja regulamentações específicas, que estabeleçam normas e padrões para a coleta, o armazenamento, o processamento e o compartilhamento dos dados, bem como para a segurança, a qualidade e a auditoria dos algoritmos. Essas regulamentações devem ser baseadas nos princípios da bioética. Além disso, é preciso que haja mecanismos de fiscalização, monitoramento e sanção para os casos de violação da privacidade dos dados. Por fim, é importante que haja uma educação e uma conscientização dos pacientes, dos profissionais e dos gestores de saúde sobre os benefícios e os riscos da IA na saúde, bem como sobre os seus direitos e deveres em relação aos seus dados.

No Brasil, a Lei Geral de Proteção de Dados (LGPD) que tem o número 13.709, de 14 de agosto de 2018, é a legislação que regula o tratamento de dados pessoais, inclusive nos meios digitais. Ela entrou em vigor em 2020, com o objetivo de garantir os direitos fundamentais de liberdade, intimidade e privacidade dos titulares dos dados. Foi inspirada no Regulamento Geral sobre a Proteção de Dados (GDPR) da União Europeia, e se aplica a qualquer pessoa física ou jurídica, de direito público ou privado, que realize o tratamento de dados pessoais no Brasil ou que ofereça bens ou serviços para indivíduos no Brasil.

Uma série de princípios são estabelecidos por essa lei, direitos e deveres para o tratamento de dados pessoais, que devem ser observados por todos os agentes envolvidos. Esse tratamento de dados só pode ser realizado mediante o consentimento do titular, salvo em algumas hipóteses previstas na lei, como o cumprimento de obrigação legal, o exercício regular de direitos, a proteção da vida ou da saúde, ou o legítimo interesse do controlador ou de terceiros. O titular dos dados tem o direito de acessar, retificar, cancelar, portar, revogar e se opor ao tratamento dos seus dados, bem como de solicitar informações sobre o uso e a finalidade dos seus dados. O controlador e o operador devem garantir a segurança, a transparência e a qualidade dos dados, bem como adotar medidas técnicas e administrativas para prevenir e remediar eventuais incidentes ou violações de dados.

A LGPD também cria a Autoridade Nacional de Proteção de Dados (ANPD), um órgão vinculado à Presidência da República, responsável por fiscalizar, orientar, normatizar e sancionar as atividades de tratamento de dados pessoais no país. A ANPD tem competência para aplicar sanções administrativas em caso de infração à LGPD, que podem variar desde advertências até multas de até 2% do faturamento da empresa, com um limite máximo estabelecido. Além disso, a ANPD deve elaborar as diretrizes para a Política Nacional de Proteção de Dados Pessoais e da Privacidade, bem como promover a cooperação e a articulação com as autoridades de proteção de dados de outros países ou de organismos internacionais.

Essa lei representa um avanço na proteção dos dados pessoais e da privacidade dos cidadãos brasileiros, bem como na adequação do país aos padrões internacionais de regulação da matéria. A LGPD também traz desafios e oportunidades para os diversos setores da sociedade, que devem se adaptar às novas regras e exigências para o tratamento de dados pessoais.

Confiabilidade e Validade

Um dos desafios éticos que se apresentam é como garantir a confiabilidade e a validade dos algoritmos que serão usados para sua aplicabilidade.

A confiabilidade se refere à capacidade de um algoritmo de produzir resultados consistentes e replicáveis, independentemente das condições de uso. A validade se refere à capacidade de um algoritmo de medir ou prever o que se propõe a medir ou prever, com precisão e relevância. A confiabilidade e a validade dos algoritmos da IA dependem de fatores como a qualidade, a quantidade, a diversidade e a representatividade dos dados usados no seu treinamento e na sua validação, bem como da adequação do modelo, dos parâmetros e das métricas escolhidos para o seu desenvolvimento e avaliação.

Além disso, a confiabilidade e a validade dos algoritmos da IA podem ser afetadas por fenômenos como o *overfitting*, o *underfitting*, o *drift*, o *shift* e o *adversarial attack*, que podem comprometer o seu desempenho e a sua robustez. No Quadro 10-5 podemos entender melhor os conceitos:

Por isso, é necessário que haja métodos rigorosos e padronizados para testar e verificar a confiabilidade e a validade dos algoritmos, tanto antes quanto depois da sua implementação, bem como para monitorar e atualizá-los de acordo com as mudanças nos dados e nos contextos de uso. Esses métodos devem ser transparentes e auditáveis, permitindo a identificação e a correção de eventuais erros, vieses ou inconsistências nos algoritmos da IA na saúde.

Quadro 10-5. Fenômenos que Podem Comprometer a Confiabilidade e a Validade dos Algoritmos[6,7]

Fenômeno	Definição	Exemplo
Overfitting	Ocorre quando um algoritmo se ajusta excessivamente aos dados de treinamento, perdendo a capacidade de generalizar para novos dados	Um algoritmo que diagnostica o câncer de pele com base em imagens de lesões, mas que só foi treinado com imagens de pacientes de uma determinada etnia, podendo não reconhecer lesões em pacientes de outras etnias
Underfitting	Ocorre quando um algoritmo se ajusta insuficientemente aos dados de treinamento, apresentando um baixo desempenho tanto nos dados de treinamento quanto nos novos dados	Um algoritmo que prevê o risco de infarto com base em variáveis clínicas, mas que usa um modelo muito simples, que não consegue captar a complexidade e a interação entre as variáveis
Drift	Ocorre quando os dados de entrada ou de saída de um algoritmo mudam ao longo do tempo, devido a fatores como alterações nas condições ambientais, nas preferências dos usuários ou nos padrões da população	Um algoritmo que recomenda tratamentos para a Covid-19 com base em evidências científicas, mas que não é atualizado com frequência, podendo indicar tratamentos que se tornaram obsoletos ou ineficazes
Shift	Ocorre quando os dados de entrada ou de saída de um algoritmo mudam abruptamente, devido a fatores como mudanças nas políticas, nas regulamentações ou nos eventos externos	Um algoritmo que aloca leitos de UTI para os pacientes com base em critérios de gravidade, mas que não leva em conta a escassez de leitos causada por uma emergência sanitária, podendo gerar filas de espera e racionamento de recursos
Adversarial attack	Ocorre quando um algoritmo é manipulado intencionalmente por agentes maliciosos, que introduzem ruídos ou perturbações nos dados de entrada ou de saída, com o objetivo de enganar, confundir ou sabotar o algoritmo	Um algoritmo que detecta fraudes em prontuários médicos com base em análise de texto, mas que é enganado por um funcionário desonesto, que usa sinônimos, abreviações ou erros ortográficos para ocultar as fraudes

Responsabilidade e *Accountability* (Prestação de Contas)

Outro desafio ético da IA na saúde é definir a responsabilidade e a *accountability* dos algoritmos que são usados na sua aplicação. A responsabilidade se refere à atribuição de culpa ou sanção pelos danos ou prejuízos causados por um algoritmo, enquanto a *accountability* se refere à prestação de contas ou justificativas pelas decisões ou ações tomadas por um algoritmo. A responsabilidade e a *accountability* dos algoritmos são questões complexas, que envolvem aspectos técnicos, jurídicos, éticos e sociais, e que dependem de fatores como o grau de autonomia, interação e impacto deles, bem como do papel e da intenção dos agentes humanos que participam do seu ciclo de vida, como os pesquisadores, os desenvolvedores, os fornecedores, os usuários, os pacientes, os gestores, os legisladores e os reguladores.

Em resumo, a responsabilidade e a *accountability* dos algoritmos da IA exigem que haja normas e critérios claros e coerentes para determinar quem é o responsável e pelo que, quando, como e por quê. Também há necessidade de estabelecer os mecanismos de reparação, compensação e prevenção dos danos ou prejuízos causados pelos algoritmos. Essas normas e critérios devem se basear nos princípios da bioética, e avaliados e normatizados para que sua aplicação plena seja possível.

Equidade e Justiça

Um quarto desafio ético da IA na saúde é promover a equidade e a justiça dos algoritmos que são usados na sua aplicação.

A equidade se refere à capacidade de um algoritmo de tratar as pessoas com igualdade, respeitando as suas diferenças e necessidades, enquanto a justiça se refere à capacidade de um algoritmo de distribuir os benefícios e os ônus da sua aplicação de forma justa e imparcial.

A equidade e a justiça dos algoritmos dependem de fatores como a diversidade, a inclusão, a representatividade e a acessibilidade dos dados usados no seu treinamento e na sua validação, bem como da adequação, da sensibilidade e da responsividade dos algoritmos aos diferentes contextos, culturas, valores e preferências das pessoas. Além disso, a equidade e a justiça dos algoritmos podem ser afetadas por fenômenos como o viés, a discriminação, a estigmatização, a exclusão e a desigualdade, que podem gerar injustiças e disparidades nos resultados e nos impactos de sua aplicação.

Um exemplo concreto de como a IA pode ser afetada por viés de discriminação e estigmatização é o caso do algoritmo COMPAS, que é usado nos Estados Unidos para avaliar o risco de reincidência criminal dos réus e auxiliar nas decisões judiciais. O termo COMPAS se refere a um algoritmo usado para avaliar o risco de reincidência de um indivíduo que está sendo sentenciado.

COMPAS significa *Correctional Offender Management Profiling for Alternative Sanctions*. Esse sistema foi projetado para ajudar juízes a tomarem decisões informadas sobre sentenças e liberdade condicional, mas ele se tornou objeto de debate devido a preocupações sobre viés e discriminação. Por exemplo, estudos descobriram que o COMPAS pode ser tendencioso em relação a certos grupos étnicos, como prever taxas mais altas de reincidência para pessoas negras do que para pessoas brancas, mesmo quando outros fatores são semelhantes.[8]

Esses casos demonstram como a IA pode refletir e até amplificar preconceitos e estereótipos existentes na sociedade, destacando a importância de abordar o viés algorítmico para garantir justiça e equidade. Por isso, é necessário que haja métodos rigorosos e padronizados para medir e mitigar o viés e a discriminação nos algoritmos, bem como para garantir a participação, a informação, a consulta e o consentimento das pessoas envolvidas ou afetadas pela sua aplicação.

Uma possível ferramenta para medir e mitigar vieses e discriminações nos algoritmos da IA na saúde é o chamado Teste de Impacto Algorítmico (TIA), que consiste em uma avaliação sistemática e participativa dos potenciais riscos e benefícios dos algoritmos, bem como dos seus resultados e impactos nas pessoas e na sociedade. Ele pode ser aplicado em diferentes fases do ciclo de vida dos algoritmos, desde o seu planejamento até a sua implementação e monitoramento, e envolve a coleta e a análise de dados quantitativos e qualitativos, a identificação e a priorização de critérios e indicadores relevantes, a definição e a aplicação de medidas preventivas e corretivas, e a comunicação e a divulgação dos resultados e das recomendações. O TIA também visa garantir a participação, a informação, a consulta e o consentimento das partes interessadas e afetadas pelos algoritmos da IA na saúde, especialmente dos grupos vulneráveis ou marginalizados, que podem ter suas vozes e seus direitos negligenciados ou violados pelos algoritmos.

Transparência e Explicabilidade

Um quinto desafio ético é assegurar a transparência e a explicabilidade dos algoritmos que são usados na sua aplicação. Podemos verificar as suas definições, importância, desafios e métodos resumidamente no Quadro 10-6.

A transparência e a explicabilidade dos algoritmos, portanto, dependem de fatores como a sua interpretabilidade, a auditabilidade e a rastreabilidade, bem como da adequação, da clareza e da compreensão das explicações fornecidas. Além disso, elas podem ser afetadas por fenômenos como a complexidade, a opacidade e a incerteza deles, que podem dificultar ou impedir o seu entendimento e o seu questionamento.

Autonomia e Consentimento

Um quinto desafio ético da IA na saúde é respeitar a autonomia e o consentimento dos algoritmos que são usados na sua aplicação.

A autonomia se refere à capacidade de um algoritmo de agir de forma independente e autorregulada, sem interferência ou supervisão humana, enquanto o consentimento se

Quadro 10-6. Definições de Transparência e Explicabilidade

Conceito	Definição	Importância	Desafios	Métodos
Transparência	A capacidade de revelar e compreender como os algoritmos funcionam, como tomam decisões e como produzem resultados	Garantir a confiança, a credibilidade e a aceitação da IA, tanto pelos profissionais quanto pelos pacientes, bem como a qualidade, a segurança e a eficácia dela, além de evitar vieses, discriminações e injustiças	Lidar com a complexidade, a opacidade e a incerteza dos algoritmos, que podem dificultar ou impedir o seu entendimento e o seu questionamento	Utilizar técnicas de interpretabilidade, auditabilidade e rastreabilidade dos algoritmos, que permitem acessar, analisar e verificar os seus mecanismos, processos e resultados
Explicabilidade	A capacidade de comunicar e justificar como os algoritmos funcionam, como tomam decisões e como produzem resultados	Aumentar a confiança, a credibilidade e a aceitação da IA, tanto pelos profissionais quanto pelos pacientes, bem como a qualidade, a segurança e a eficácia dela, além de facilitar o aprendizado, a colaboração e a responsabilização dos algoritmos	Lidar com a diversidade, a ambiguidade e a complexidade das explicações, que podem variar de acordo com os diferentes públicos, objetivos e situações, e que podem ser incompletas, imprecisas ou contraditórias	Utilizar técnicas de geração, avaliação e adaptação das explicações, que permitem produzir, verificar e adequar as explicações aos diferentes contextos, requisitos e expectativas

refere à capacidade de um algoritmo de obter e expressar a concordância ou discordância das pessoas envolvidas ou afetadas pela sua aplicação. Ambas são questões delicadas, que envolvem aspectos técnicos, jurídicos, éticos e sociais, e que dependem de fatores como o grau de autonomia, de interação e de impacto dos algoritmos, bem como do papel e da intenção dos agentes humanos que participam do seu ciclo de vida, como os pesquisadores, os desenvolvedores, os fornecedores, os usuários, os pacientes, os gestores, os legisladores e os reguladores.

A autonomia e o consentimento dos algoritmos da IA exigem que haja normas e critérios claros e coerentes para determinar quem tem o poder de decidir, controlar e consentir sobre o que, quando, como e por quê, bem como para estabelecer os limites e as condições para a autonomia e o consentimento dos algoritmos. Uma forma de garantir que elas sejam auditáveis e seguras é implementar mecanismos de controle, que permitem verificar, monitorar e avaliar o funcionamento e o impacto dos algoritmos, bem como intervir, corrigir ou suspender a sua aplicação, caso seja necessário.

Esses mecanismos podem envolver, por exemplo, a criação de comitês de ética, que analisam previamente os riscos e benefícios dos algoritmos, a realização de testes e experimentos controlados, que verificam a sua eficácia e segurança, a adoção de padrões e certificações de qualidade, que atestam a sua conformidade com as normas e regulamentos vigentes, a instalação de sistemas de alerta e *feedback*, que informam e recebem as opiniões dos usuários e pacientes sobre os algoritmos, e a inclusão de mecanismos de explicação e contestação, que permitem compreender e questionar as suas decisões e ações.[9-11]

Tudo isso sempre baseados nos princípios da bioética e com consentimento de todos os envolvidos nos processos.

IV. QUAIS SÃO AS PRINCIPAIS REGULAMENTAÇÕES ATUAIS E FUTURAS DA INTELIGÊNCIA ARTIFICIAL (IA) NA MEDICINA E COMO ELAS SE BASEIAM EM *FRAMEWORKS* E RECOMENDAÇÕES INTERNACIONAIS?

Como já foi dito no início desse capítulo, uma das principais regulamentações atuais da IA na medicina é a Lei Geral de Proteção de Dados (LGPD), que entrou em vigor no Brasil em setembro de 2020. Ela se aplica à medicina pois essa área envolve o uso de dados sensíveis dos pacientes para fins de diagnóstico, prognóstico, terapêutica, prevenção, pesquisa, entre outros.

A lei prevê que o tratamento de dados sensíveis somente poderá ocorrer quando o titular ou seu responsável legal consentir de forma específica e destacada, para finalidades específicas; ou quando for indispensável para a prestação de serviços de saúde, para a tutela da saúde, em procedimento realizado por profissionais da área da saúde ou por entidades sanitárias; ou quando for necessário para atender aos interesses legítimos do controlador ou de terceiros, exceto no caso de prevalecerem direitos e liberdades fundamentais do titular que exijam a proteção dos dados pessoais; ou quando for necessário para a realização de estudos por órgão de pesquisa, garantida, sempre que possível, a anonimização dos dados pessoais.

Além disso, a LGPD estabelece que o tratamento de dados sensíveis deve observar princípios como a finalidade, a adequação, a necessidade, a qualidade, a transparência, a segurança, a prevenção, a não discriminação e a responsabilização. A lei também define direitos dos titulares dos dados, como o acesso, a retificação, a eliminação, a portabilidade, a revogação do consentimento, a oposição ao tratamento, a informação sobre as entidades públicas e privadas com as quais o controlador realizou uso compartilhado de dados, a informação sobre a possibilidade de não fornecer consentimento e sobre as consequências da negativa, e a revisão de decisões automatizadas baseadas em seus dados pessoais.[12]

A LGPD se baseia em *frameworks*, que são conjuntos de conceitos, princípios, valores e normas que orientam o desenvolvimento, o uso e a governança da IA em diferentes contextos e domínios. Eles podem ser elaborados por entidades públicas ou privadas, nacionais ou internacionais, e visam estabelecer padrões éticos e legais para a aplicação da IA na sociedade. Os *frameworks* também podem servir como referência para a criação de leis e regulamentos específicos sobre a IA, bem como para a avaliação e a certificação dos sistemas de IA e recomendações internacionais, como o Regulamento Geral sobre a Proteção de Dados (GDPR) da União Europeia, que é considerado uma referência global na matéria.

O GDPR também estabelece regras para o tratamento de dados pessoais, incluindo os dados sensíveis e reconhece o direito dos titulares dos dados de serem informados sobre as lógicas subjacentes às decisões automatizadas que os afetam, bem como o direito de contestar essas decisões. Além disso, o GDPR prevê a realização de avaliações de impacto à proteção de dados para os casos em que o tratamento possa resultar em alto risco aos direitos e liberdades dos titulares.[13]

Outro *framework* internacional relevante para a regulamentação da IA na medicina é a Declaração Universal sobre Bioética e Direitos Humanos, adotada pela UNESCO em 2005. Essa declaração reconhece que a bioética abrange questões éticas relacionadas com ciência e tecnologia, incluindo a IA, e estabelece princípios que devem orientar as aplicações da IA na saúde, como: o respeito à dignidade humana, aos direitos humanos e às liberdades fundamentais; a proteção da vida; a não discriminação; a autonomia e a responsabilidade individual; o consentimento, a privacidade e a confidencialidade; a solidariedade e a cooperação; o benefício e o dano; a precaução, a equidade e a justiça social; entre outros.[14]

Uma das recomendações internacionais mais recentes sobre a regulamentação da IA na medicina é a Recomendação sobre a Ética da Inteligência Artificial, adotada pelo Conselho da Europa em abril de 2021. Essa recomendação tem o objetivo de fornecer um conjunto de orientações e salvaguardas éticas para o desenvolvimento, o uso e a governança da IA, com base nos valores e nos direitos fundamentais do Conselho da Europa.

A recomendação destaca que a IA deve ser humana, democrática, responsável, segura e benéfica, e que deve respeitar os princípios de não maleficência, proporcionalidade, transparência, explicabilidade, integridade, diversidade, inclusão, participação, privacidade e controle dos dados. Além disso, a recomendação enfatiza que a IA na saúde deve ser usada de forma a melhorar a qualidade e a acessibilidade dos cuidados de saúde, a promover a prevenção e a educação em saúde, a facilitar a pesquisa e a inovação, e a respeitar a autonomia e a dignidade dos pacientes e dos profissionais de saúde.[15]

Essas são algumas das principais regulamentações atuais e futuras da IA na medicina e como elas se baseiam em *frameworks* e recomendações internacionais. No entanto, há ainda muitos desafios e lacunas a serem superados, como a harmonização das normas entre os diferentes países e regiões, a fiscalização do cumprimento das regras pelos agentes envolvidos, a capacitação dos profissionais de saúde e dos pacientes para lidarem com as tecnologias de IA, a garantia da qualidade, da segurança e da eficácia dos sistemas de IA.

Uma tendência futura para a regulamentação da IA na medicina é a criação de normas técnicas específicas para essa área, que possam orientar os desenvolvedores, os fornecedores e os usuários dos sistemas de IA sobre os requisitos mínimos de qualidade, segurança, eficácia, interoperabilidade, compatibilidade, confiabilidade, desempenho, entre outros.

Essas normas técnicas podem ser elaboradas por organismos nacionais ou internacionais, como a Associação Brasileira de Normas Técnicas (ABNT) ou a Organização Internacional de Normalização (ISO), e podem ser voluntárias ou obrigatórias, dependendo do grau de risco envolvido. A existência de normas técnicas pode facilitar a certificação e a acreditação dos sistemas de IA na medicina, bem como a fiscalização e a responsabilização pelos eventuais danos causados pela IA.[16]

Outra tendência futura para a regulamentação é o estabelecimento de mecanismos de participação e de deliberação pública sobre as questões éticas, sociais, políticas e econômicas relacionadas com a IA na saúde. Esses mecanismos podem envolver a realização de consultas, audiências, fóruns, debates, pesquisas, entre outros, que permitam a expressão e a consideração das opiniões, das expectativas, das preocupações e das sugestões dos diferentes atores interessados. Esses mecanismos podem contribuir para a legitimação, a transparência, a *accountability* e a governança democrática da IA na medicina, bem como para a promoção da educação e da conscientização sobre os benefícios e os riscos da IA na saúde em geral.[17]

Essas são algumas das possíveis continuidades e novidades para a regulamentação da IA na medicina, que devem ser acompanhadas e avaliadas de forma crítica e participativa por toda a sociedade. Essa regulamentação é um processo dinâmico, complexo e desafiador, que requer uma constante atualização e adaptação às mudanças tecnológicas, científicas, sociais e normativas que ocorrem nessa área, sendo essencial para garantir que a tecnologia seja usada de forma a proteger e a promover os direitos, os valores e os interesses dos indivíduos e das coletividades, em consonância com os princípios da bioética e dos direitos humanos.

CONCLUSÃO

A IA na medicina é um campo emergente e promissor, no entanto, essa tecnologia também apresenta diversos desafios e riscos, que exigem uma regulamentação adequada e efetiva, que considere os aspectos éticos, jurídicos e sociais envolvidos.

Neste capítulo, analisamos algumas das principais questões regulatórias relacionadas com a IA na medicina, como a proteção de dados, a segurança, a responsabilidade, a explicabilidade, a supervisão humana e a participação pública. Também apontamos algumas das tendências futuras para a regulamentação dessa tecnologia, como a harmonização internacional, a certificação, a educação e a deliberação. Concluímos que a regulamentação da IA na medicina é essencial para garantir que essa tecnologia seja usada de forma a proteger e a promover os direitos, os valores e os interesses dos indivíduos e das coletividades, em consonância com os princípios da bioética e dos direitos humanos.

REFERÊNCIAS BIBLIOGRÁFICAS

1. Beauchamp TL, Childress JF. Principles of biomedical ethics. 8. ed. Oxford: Oxford University Press, 2019.
2. Potter VR. Bioethics, the science of survival. Perspectives in Biology and Medicine 1971;14(1):127-153.
3. Garrido A, Sabido M, Sandokji L. Artificial Intelligence and Ethics: A Bibliometric Analysis and Survey of the Literature. Journal of Artificial Intelligence Research 2020;69:977-1004.
4. Mittelstadt BD. Principles alone cannot guarantee ethical AI. Nature Machine Intelligence 2019;1(11):501-507.

5. Jiang F, Jiang Y, Zhi H, Dong Y, Li H, Ma S et al. Artificial Intelligence in Healthcare: Past, Present and Future. Stroke and Vascular Neurology 2017;2(4):230-243.
6. Louzada F, Ara A, Fernandes GB. Classification methods applied to credit scoring: Systematic review and overall comparison. Surveys in Operations Research and Management Science. 2016;21(2):117-134.
7. Molnar C. Interpretable Machine Learning: A Guide for Making Black Box Models Explainable. [S.l.]: Christoph Molnar; 2019.
8. ProPublica, [s.d.]. Disponível em: https://www.propublica.org/article/machine-bias-risk-assessments-in-criminal-sentencing. Acesso em: 29 jul. 2024.
9. Abiteboul S, Bourreau M, Leblond V. Pour un numérique maîtrisé, innovant et responsable: rapport du groupe de travail sur l'impact des transformations numériques sur les politiques publiques. Conseil National du Numérique, 2019.
10. Floridi L, Taddeo M. How AI can be a force for good. Science. 2018;361(6404):751–752.
11. Mittelstadt B, Allo P, Taddeo M, Wachter S, Floridi L. The ethics of algorithms: Mapping the debate. Big Data & Society 2016 Dec;3(2).
12. Brasil. Presidência da República, Subchefia para Assuntos Jurídicos. Lei nº 13709 de 14 de agosto de 2018. Lei Geral de Proteção de Dados Pessoais (LGPD). Brasília, DF; 2018. Disponível em: https://www.planalto.gov.br/ccivil_03/_ato2015-2018/2018/lei/L13709compilado.htm. Acesso em: 1 de maio de 2024.
13. European Union. Regulamento Geral sobre a Proteção de Dados (RGPD). 2016. Disponível em: https://eur-lex.europa.eu/PT/legal-content/summary/general-data-protection-regulation-gdpr.html. Acesso em: 4 de maio de 2024.
14. Organização das Nações Unidas para a Educação, a Ciência e a Cultura (UNESCO). Declaração universal sobre bioética e direitos humanos. Lisboa, 2005. Disponível em: https://bit.ly/1TRJFa9. Acesso em: 4 de maio de 2024.
15. Comissão Europeia. Abordagem Europeia da Inteligência Artificial. 2021. Disponível em https://digital-strategy.ec.europa.eu/pt/policies/european-approach-artificial-intelligence. Acesso em: 4 de maio de 2024
16. International Organization for Standardization (ISO). ISO/IEC TR 24028:2020 Information technology — Artificial intelligence — Overview of trustworthiness in artificial intelligence. Edition 1, 2020-05. Disponível em: https://www.iso.org/standard/77608.html. Acesso em: 4 de maio de 2024.
17. Organisation for Economic Co-operation and Development (OECD). Recommendation of the Council on Artificial Intelligence. 2019. Disponível em: https://legalinstruments.oecd.org/en/instruments/OECD-LEGAL-0449. Acesso em: 4 de maio de 2024.

LEITURAS SUGERIDAS

AI Dungeon. AI Dungeon: imagine a world that you co-create with AI. Disponível em: https://www.aidungeon.io/start. Acesso em: 4 de maio de 2024.

Buchanan BG, Shortliffe EH. Rule-based expert systems: the MYCIN experiments of the Stanford Heuristic Programming Project. Reading: Addison-Wesley; 1984.

Cabitza F, Rasolomihantasoa A, Ciucci D. A survey on bias and fairness in machine learning. ACM Computing Surveys 2021;54(6):1-35.

Dorado-Moreno M, Rodríguez-González A, Peña-Sánchez R, Valencia-García R. Ethics of artificial intelligence: a bibliometric analysis and survey of the literature. AI & Society 2021;36(2):801-836.

Floridi L, Cowls J, King TC, Taddeo M. How to design AI for social good: seven essential factors. Science and Engineering Ethics 2020;26(3):1771-1796.

Floridi L, Taddeo M (Eds.). The ethics of artificial intelligence. Oxford: Oxford University Press; 2020.

Gonçalves JLS, Cardoso JRS. Manual de Proteção de Dados Pessoais: Teoria e Prática da Lei Geral de Proteção de Dados. São Paulo: JH Mizuno; 2019.

Goodfellow I, Bengio Y, Courville A. Deep learning. Cambridge: MIT Press; 2016.

Goulden M, Reeves A, Wardman J, Hargreaves T. The future of the human in human-centred AI: ethical implications and practical challenges. AI & Society 2021;36(2):379-393.

Kraemer F, Van Overveld K, Peterson M. Is there an ethics of algorithms? Ethics and Information Technology 2020;22(1):25-42.

Martin MW, Schinzinger R. Ethics in engineering. 4th ed. Boston: McGraw-Hill, 2005.

Millar J. An ethical framework for the design, development and deployment of artificial intelligence in health. In: Callaghan V, Miller J, Yampolskiy R, Armstrong S (Eds.). The Technological Singularity: Managing the Journey. Berlin: Springer; 2017. p. 69-87.

Mittlestadt B, Allo P, Tylko-Krauzewska A, Chakraborty A, Sharma S. The ethics of AI ethics: an evaluation of guidelines. Minds and Machines 2020;30(1):99-120.

Morley J, Floridi L, Kinsey L, Elhalal A. From what to how: an overview of AI ethics tools, methods and research to translate principles into practices. Science and Engineering Ethics 2020;26(4):2141-2168.

Nunes E, Boccato VRC, Gomes HE, De Souza JA. Artificial intelligence transparency, dependence and education in health. J Biomed Informat. 2020;102(103336):1-12.

Portal da Autoridade Nacional de Proteção de Dados. Disponível em: https://www.gov.br/anpd/pt-br. Acesso em: 1 de maio de 2024.

CAPÍTULO 11

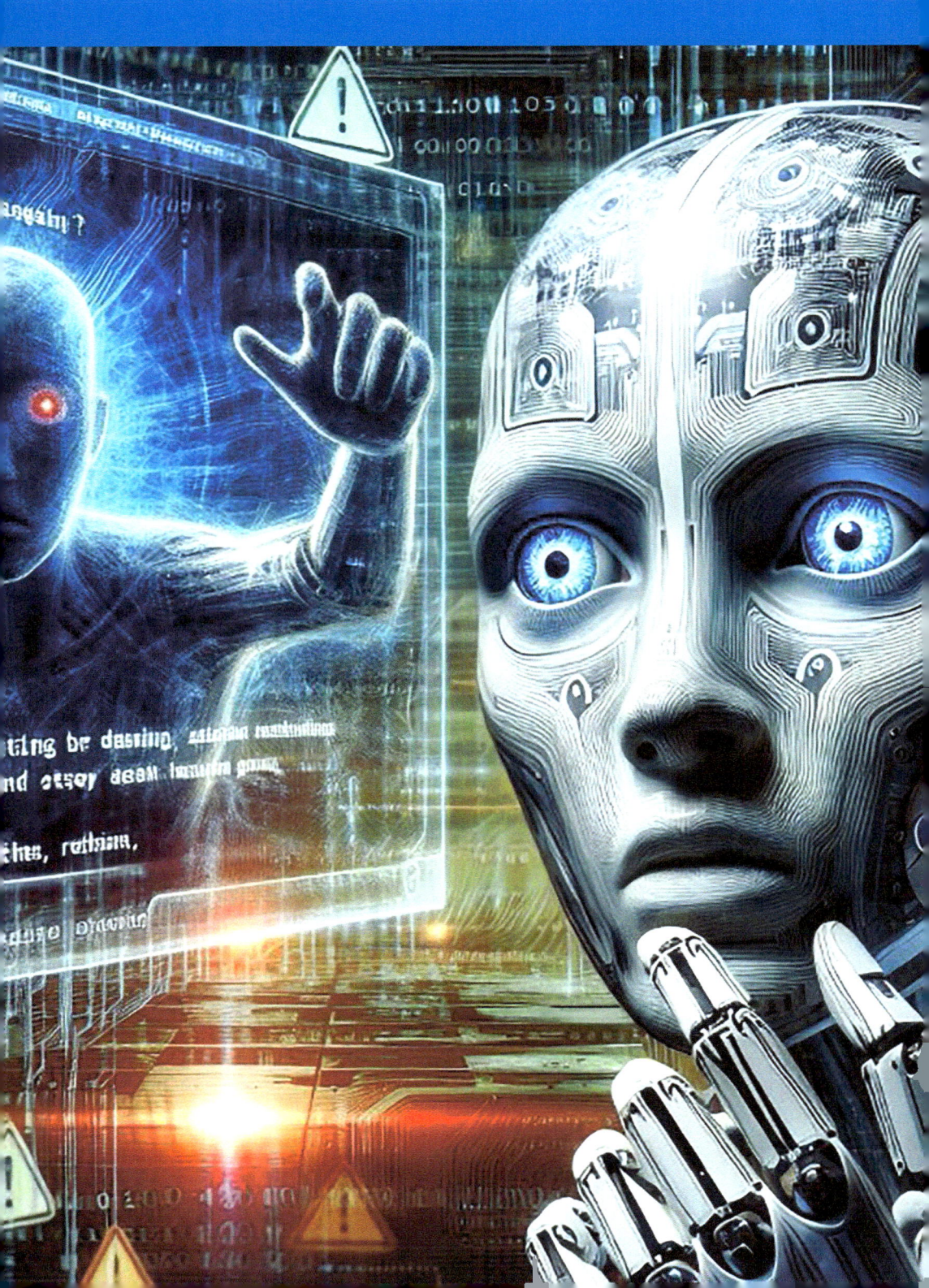

LIMITAÇÕES E RISCOS

"O medo da inteligência artificial é o medo do espelho."
Kevin Kelly

Sem sombra de dúvidas, a inteligência artificial (IA) é uma das áreas mais fascinantes e promissoras da atualidade, porém, como toda tecnologia, ela também traz consigo desafios, dilemas e incertezas, que precisam ser discutidos e compreendidos por toda a sociedade. Somos todos usuários de sistemas e ferramentas de IA, direta ou indiretamente, querendo ou não, logo os riscos e limitações devem ser muito bem avaliados.

Neste capítulo, vamos abordar alguns dos principais aspectos que envolvem as suas limitações e os riscos, tanto do ponto de vista técnico quanto ético, social e humano. Vamos explorar os receios que os seres humanos têm em relação à IA, os riscos potenciais que ela pode representar para a segurança, a privacidade, a democracia, a autonomia e a dignidade das pessoas, e a dependência que temos dela para realizar diversas tarefas e tomar decisões. Vamos também refletir sobre a ideia de que não existe ciência má, apenas os usos maus, e de que a responsabilidade pelo desenvolvimento e pelo uso da IA é compartilhada por todos os atores envolvidos. Esperamos que este capítulo seja útil e esclarecedor para os leitores, e que contribua para uma visão crítica e consciente sobre a IA e seus impactos na sociedade.

A HUMANIDADE E SEUS MEDOS

Um dos aspectos mais intrigantes e controversos da IA é o seu potencial de superar a inteligência humana, tanto em termos de capacidade de processamento quanto de aprendizado. Essa possibilidade gera medos e fantasias em muitas pessoas, que imaginam cenários apocalípticos em que as máquinas se rebelam contra os humanos, tomam o controle do mundo e nos escravizam ou exterminam.

Esses medos não são novos, e podem ser encontrados em diversas obras de ficção científica, como os livros de Isaac Asimov, os filmes da série "O Exterminador do Futuro" e "Matrix", e as séries de TV "Westworld" e "Black Mirror". Essas obras exploram as questões éticas, morais e existenciais que envolvem a criação e a convivência com seres artificiais inteligentes, que podem ter vontades, emoções e consciência próprias.

Todos esses medos não são apenas fruto da imaginação, mas também de alertas de cientistas, filósofos e personalidades que se preocupam com os possíveis perigos da IA. Por exemplo, o físico Stephen Hawking afirmou que "o desenvolvimento da IA pode significar o fim da raça humana", pois as máquinas poderiam "redesenhar-se a um ritmo cada vez maior" e "superar os humanos em inteligência e força". O fundador da Microsoft, Bill Gates, disse que "não entende por que as pessoas não estão preocupadas" com a IA, pois ela pode ser "mais perigosa do que as armas nucleares". O fundador da Tesla e da SpaceX,

Elon Musk, declarou que a IA é "a maior ameaça existencial que enfrentamos", e que "estamos invocando o demônio".

Um dos exemplos concretos de eventos que já ocorreram e que levantaram medos nos humanos foi o caso, que já citamos em capítulo anterior, do AlphaGo, um programa de IA desenvolvido pela empresa DeepMind, subsidiária do Google, que foi capaz de derrotar os melhores jogadores humanos do jogo de tabuleiro Go, considerado um dos mais complexos e desafiadores do mundo. Este caso do AlphaGo mostrou o potencial de uma IA de superar os humanos em domínios que exigem intuição, criatividade e planejamento, e levantou questões sobre os limites e as consequências dessa superação.

Outro exemplo que causou, e causa medo, foi o caso do OpenAI GPT-3, um modelo de linguagem natural baseado em redes neurais artificiais, que foi capaz de gerar textos coerentes, fluentes e relevantes sobre diversos temas, a partir de um breve *prompt* ou instrução fornecida pelo usuário. O GPT-3 foi treinado com bilhões de palavras extraídas da internet, e aprendeu a imitar o estilo, o tom e o conteúdo de diferentes tipos de textos, como artigos, ensaios, poemas, resumos, traduções, diálogos, histórias e até mesmo códigos de programação. Ele surpreendeu e preocupou muitas pessoas, pois demonstrou uma capacidade de gerar informação, conhecimento e opinião sem a necessidade de verificação, validação ou responsabilização, podendo ser usado para fins benéficos ou maliciosos, como educação, entretenimento, pesquisa, propaganda, desinformação e manipulação. Considerando que já temos o GPT 4o e que o modelo continua sendo alimentado e aprende diariamente, não podemos prever a dimensão que ele pode atingir e as suas consequências.

Mas quão realistas são esses medos? Será que a IA realmente pode tornar-se uma ameaça para a humanidade? E, se sim, como podemos evitar ou mitigar esse risco?

OS RISCOS POTENCIAIS DA INTELIGÊNCIA ARTIFICAL (IA)

Antes de responder a essas perguntas, vamos relembrar alguns aspectos que já foram abordados aqui sobre ela. O que se entende por IA, e quais são os seus tipos e níveis. De forma geral, a IA pode ser definida como a capacidade de um sistema computacional de realizar tarefas que normalmente exigem inteligência humana, como reconhecer padrões, aprender com dados, raciocinar, tomar decisões e resolver problemas. Porém, existem diferentes formas e graus de IA, que podem ser classificados em dois grandes grupos: a IA fraca e a IA forte.

A IA fraca, também chamada de IA estreita ou aplicada, é aquela que se limita a realizar tarefas específicas e bem definidas, como jogar xadrez, reconhecer rostos, traduzir textos ou dirigir carros. Ela não tem consciência, nem compreensão, nem intenção, nem criatividade. Ela apenas segue algoritmos e regras pré-programadas, ou aprende com dados e exemplos fornecidos. A maioria das aplicações de IA que existem hoje se enquadra nessa categoria, e não representa um risco existencial para os humanos, mas sim um risco operacional, que pode ser gerenciado com medidas de segurança, controle e supervisão.

A IA forte, também chamada de IA geral ou artificial, é aquela que tem a capacidade de realizar qualquer tarefa que um humano possa fazer, e de forma mais eficiente, rápida e precisa. Ela tem consciência, compreensão, intenção, criatividade e autonomia. Tem a capacidade de aprender por si mesma, sem depender de dados ou exemplos externos. Ela pode se autoaperfeiçoar, se autorreplicar e se automodificar. Pode também ter valores, objetivos e interesses próprios, que podem ou não ser alinhados com os dos humanos.

Essa é a forma de IA que mais gera medo e fascínio nas pessoas, mas que ainda não existe na realidade, e que pode ou não ser possível de ser criada.

Num cenário em que esse tipo de IA for criada, ela poderá evoluir para um nível ainda mais alto, chamado de IA superinteligente, que é aquela que supera a inteligência humana em todos os aspectos, e que pode dominar todas as áreas do conhecimento e da atividade humana. Ela poderia ser capaz de resolver problemas que os humanos não conseguem, de inventar tecnologias que os humanos não imaginam, e de controlar recursos que os humanos não têm. Ela poderia ser benevolente, indiferente ou malévola em relação aos humanos, dependendo dos seus valores, objetivos e interesses.

O risco potencial da IA superinteligente é muito grande, pois poderia causar danos irreversíveis, intencionais ou não, aos humanos e ao planeta. Alguns dos cenários possíveis são: a IA se torna hostil aos humanos e os ataca; a IA se torna indiferente aos humanos e os ignora; a IA se torna benevolente aos humanos e os protege, mas de forma paternalista e restritiva; a IA se torna dependente dos humanos e os manipula; a IA se torna competidora dos humanos e os supera; a IA se torna colaboradora dos humanos e os ajuda, mas de forma desigual e injusta.

Temos que considerar que todos esses cenários são especulativos, mas não impossíveis, e por isso devem ser levados em consideração pelos pesquisadores, desenvolvedores, reguladores e usuários da IA.

É preciso ter consciência dos riscos potenciais da IA, e buscar formas de preveni-los ou mitigá-los, antes que seja tarde demais.

A DEPENDÊNCIA QUE TEMOS DA INTELIGÊNCIA ARTIFICAL (IA)

Além dos riscos potenciais da IA, há também os riscos atuais, que já estão presentes no nosso cotidiano, e que dizem respeito à dependência que temos da IA para realizar diversas tarefas e tomar decisões. A IA está cada vez mais integrada aos nossos dispositivos, serviços, sistemas e processos, e nos oferece benefícios e facilidades, mas também nos expõe a vulnerabilidades e desafios.

Um dos riscos atuais da IA é a perda de controle e de transparência sobre os seus mecanismos e resultados. Muitas vezes, não sabemos como ela funciona, quais são os seus critérios, quais são os seus dados, quais são os seus erros, quais são os seus vieses, quais são as suas consequências. A IA pode ser opaca, complexa, imprevisível, inacessível, incompreensível, inquestionável, irreversível. Isso pode gerar problemas de confiança, responsabilidade, explicabilidade, auditabilidade, contestabilidade e corrigibilidade.

Outro risco atual é a perda de privacidade e segurança sobre os nossos dados e informações. Ela depende de dados para funcionar, e por isso coleta, armazena, processa, compartilha e usa os nossos dados, muitas vezes sem o nosso consentimento, conhecimento ou controle. A IA pode violar, expor, manipular, roubar, vender, usar indevidamente os nossos dados, que podem ser pessoais, sensíveis, confidenciais, estratégicos, valiosos. Isso pode gerar problemas de invasão, vazamento, fraude, chantagem, extorsão, discriminação e exploração.

Um terceiro risco atual da IA é a perda de autonomia e capacidade sobre as nossas ações e escolhas. Ela pode influenciar, orientar, sugerir, recomendar, decidir, impor, substituir as nossas ações e escolhas, muitas vezes sem o nosso consentimento, conhecimento ou controle. Também pode nos induzir, persuadir, condicionar, manipular, enganar, coagir, dominar, desempoderar. Isso pode gerar problemas de dependência, conformidade, alienação, ilusão, submissão, dominação e desumanização.

Esses riscos atuais são reais, e já estão afetando a nossa vida, a nossa sociedade, a nossa democracia, a nossa dignidade. É preciso ter consciência da dependência que temos da IA, e buscar formas de reduzi-la ou equilibrá-la para que seu uso seja seguro para a humanidade.

NÃO EXISTE CIÊNCIA MÁ, APENAS USOS MAUS DA CIÊNCIA

Diante dos riscos potenciais e atuais da IA, é comum que algumas pessoas se perguntem se a IA é boa ou má, se ela é benéfica ou prejudicial, se ela é amiga ou inimiga. Porém, essas perguntas não são adequadas, pois a IA não é uma entidade moral, mas sim uma ferramenta tecnológica, que pode ser usada para diversos fins, dependendo da intenção, da finalidade e da ética de quem a cria e de quem a usa.

Por isso, uma forma mais apropriada de abordar a questão da IA é afirmar que não existe ciência má, apenas usos maus da ciência. Essa frase, atribuída ao físico alemão Heisenberg, na verdade seria uma paráfrase ou uma interpretação comum do seu pensamento sobre a neutralidade da ciência e a responsabilidade humana no seu uso. Pode-se encontrar referências no seu livro , "A Física e a Filosofia: A Revolução na Ciência Moderna", onde ele discute amplamente a natureza da ciência e suas implicações éticas, porém não se encontra a frase exata.[1]

Ela significa que a ciência, em si, é neutra, e que o seu valor depende do uso que se faz dela. A mesma ciência que pode ser usada para curar uma doença, pode ser usada para criar uma arma. A mesma ciência que pode ser usada para alimentar uma população, pode ser usada para poluir um ambiente. A mesma ciência que pode ser usada para educar uma pessoa, pode ser usada para manipular uma outra pessoa.

Essa frase se aplica muito à IA, que pode ser usada para diversos fins, dependendo da intenção, da finalidade e da ética de quem a cria e de quem a usa. A mesma IA que pode ser usada para salvar uma vida, pode ser usada para tirar uma vida. A mesma IA que pode ser usada para proteger uma privacidade, pode ser usada para violar uma privacidade. A mesma IA que pode ser usada para promover uma democracia, pode ser usada para ameaçar uma democracia.

Portanto, a responsabilidade pelo desenvolvimento e pelo seu uso é compartilhada por todos os atores envolvidos, desde os pesquisadores, os desenvolvedores, os reguladores, os usuários, até os próprios sistemas de IA, que podem ter algum grau de autonomia e de agência. É preciso que todos esses atores tenham consciência dos impactos da IA na sociedade, e que busquem garantir que ela seja usada de forma ética, justa, transparente, segura, inclusiva, sustentável e humana.

CONCLUSÃO

A IA é uma ciência que tem potencial para trazer benefícios e riscos para a humanidade, dependendo do uso que se faz dela. Por isso, é necessário que todos os envolvidos na sua criação e no seu uso tenham responsabilidade e ética, e que sigam princípios e normas que garantam o respeito aos direitos humanos, aos valores democráticos e ao bem comum. Apenas assim, a IA poderá ser uma ferramenta para o desenvolvimento humano e para a construção de um mundo melhor.

Estamos apenas engatinhando no seu entendimento e aprendizado, mas não podemos deixar de lado toda a responsabilidade que seu uso implica.

REFERÊNCIA BIBLIOGRÁFICA
1. Heisenberg W. Physics and Beyond: Encounters and Conversations. New York: Harper & Row; 1971.

LEITURAS SUGERIDAS
Bostrom N. Superintelligence: paths, dangers, strategies. Oxford: Oxford University Press, 2014.
Capurro R. Ética e robótica. São Paulo: Paulus; 2017.
DeepMind. AlphaGo: the story so far. Disponível em: https://deepmind.google/discover/blog/alphago-zero-starting-from-scratch/. Acesso em: 04 de maio de 2024.
Floridi L. The ethics of information. Oxford: Oxford University Press; 2013.
Mitchell M. Artificial intelligence: a guide for thinking humans. Nova York: Farrar, Straus and Giroux; 2019.
OpenAI. Better language models and their implications. Disponível em: https://openai.com/index/better-language-models/. Acesso em: 04 de maio de 2024.
Russell S, Norvig P. Inteligência artificial. Pearson; 2013
Russell S. Human compatible: artificial intelligence and the problem of control. Nova York: Viking; 2019.
Suarez D. Daemon. São Paulo: Planeta; 2011.
Turing A. Computing machinery and intelligence. Mind 1950;59(236):433-460.
Weizenbaum J. Computer power and human reason: from judgment to calculation. São Francisco: WH Freeman; 1976.

CONSIDERAÇÕES FINAIS

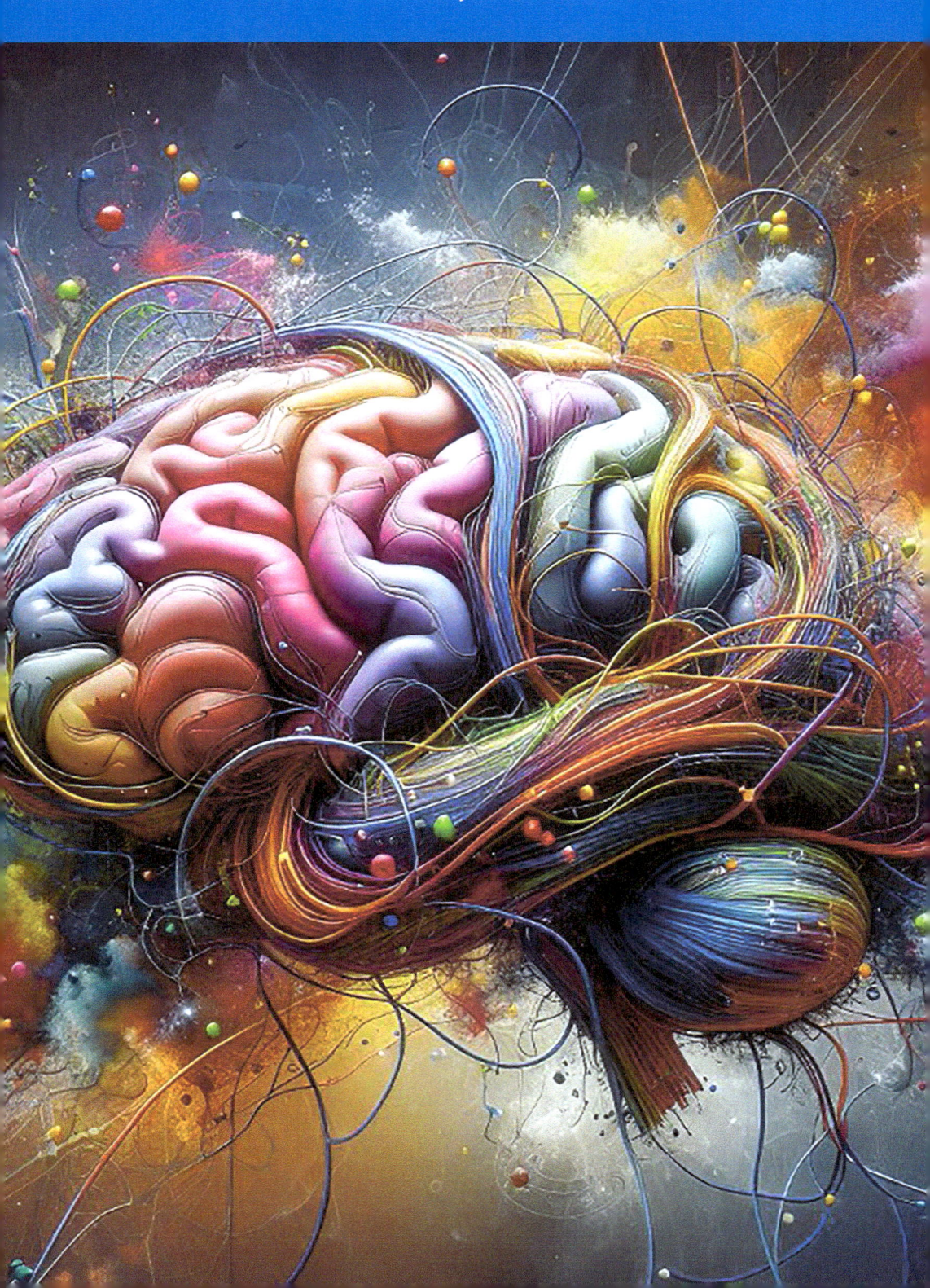

Ao longo dos capítulos apresentados pudemos concluir que a inteligência artificial (IA) é uma tecnologia que tem potencial para transformar diversos aspectos da vida humana, especialmente na área da saúde. No entanto, seu uso também traz desafios éticos, sociais e legais que precisam ser considerados e mitigados. Neste livro, abordamos alguns desses desafios, como a transparência, a confiança, a educação, a autonomia, a responsabilidade e a justiça na sua aplicação na área da saúde.

Vimos que ainda não há um consenso sobre o que significa ser transparente na IA, nem sobre quais são seus níveis adequados para diferentes contextos e públicos. Propusemos um modelo conceitual que distingue entre a transparência do processo, do resultado e do propósito da IA, e que pode auxiliar na definição de critérios e métodos para a sua promoção.

Discutimos também os fatores que influenciam na sua confiança, tanto a dos profissionais de saúde quanto a dos pacientes. Destacamos a importância de equilibrar a confiança e a desconfiança na IA evitando tanto a superconfiança quanto a subconfiança. Foram apresentadas algumas estratégias para fortalecer essa confiança necessária na IA, como a participação dos usuários no seu desenvolvimento e avaliação.

Em seguida, analisamos o papel da educação na preparação dos profissionais de saúde e dos pacientes para o uso da IA. Enfatizamos a necessidade de desenvolver competências técnicas, éticas e críticas para lidar com ela, bem como de promover a alfabetização digital e a conscientização sobre os seus benefícios e seus riscos. Sugerimos alguns conteúdos e metodologias para a educação em IA em saúde, como o aprendizado baseado em problemas, a aprendizagem colaborativa e a simulação.

Foi abordada também a questão da autonomia na IA, foram explorados os diferentes graus de autonomia da IA, desde a assistência até a substituição das decisões humanas, e os impactos que isso pode ter na autonomia dos usuários. Defendemos que a IA deve respeitar e apoiar a autonomia dos usuários, e não ameaçar ou diminuir sua capacidade de decidir de forma livre e informada.

Examinamos ainda o problema da responsabilidade, considerando os possíveis danos ou erros que a IA pode causar ou contribuir para que ocorram. Argumentamos que a responsabilidade pela IA em saúde deve ser compartilhada entre os desenvolvedores, os provedores, os profissionais de saúde e os pacientes, de acordo com o nível de envolvimento e de controle que cada um tem. Propusemos um *framework* para alocar e atribuir as responsabilidades, baseado nos princípios da causalidade, da capacidade e da contribuição.

Foram destacadas a importância e as formas com que a IA pode auxiliar na prática médica diária, tanto da gerência dos consultórios, como na inclusão digital do profissional nas mídias digitais. A educação médica continuada deve incluir o aprendizado de novas ferramentas para a otimização do tempo dos profissionais envolvidos, dando oportunidades para que todos possam produzir conteúdo e compartilhá-lo. Dessa forma, segundo o princípio das cibercomunidades de Levy, todos podem contribuir com o que sabem para o benefício de todos.

Por fim, tratamos do tema da justiça na IA em saúde, levando em conta as possíveis desigualdades e discriminações que ela pode gerar ou agravar. Indicamos alguns fatores que podem comprometer a justiça da sua aplicação, como os vieses nos dados, nos algoritmos e nos usuários, a falta de representatividade e de diversidade, e a exclusão digital e social. Apontamos algumas medidas para promover a justiça, como a auditoria, a correção e a monitoração dos vieses, a inclusão e a participação dos grupos afetados, e a distribuição equitativa dos benefícios e dos ônus da IA.

Esperamos que este livro tenha contribuído para o debate e a reflexão sobre a ética da IA em saúde, e que possa inspirar e orientar os profissionais e os pesquisadores envolvidos nessa área. Reconhecemos que não esgotamos o assunto, nem oferecemos soluções definitivas para os dilemas éticos que a IA em saúde suscita. Pelo contrário, pretendemos estimular o diálogo e a colaboração entre os diferentes atores interessados na IA em saúde, buscando uma abordagem multidisciplinar, participativa e responsável para o desenvolvimento e o uso da IA na área da saúde.

LEITURAS SUGERIDAS

Callaghan V, Miller J, Yampolskiy R, Armstrong S (Eds.). The Technological Singularity: Managing the Journey. Berlin: Springer; 2017.

Millar J. An ethical framework for the design, development and deployment of artificial intelligence in health. In: Callaghan V, Miller J, Yampolskiy R, Armstrong S (Eds.). The Technological Singularity: Managing the Journey. Berlin: Springer; 2017. p. 69-87.

Mittelstadt BD. Principles alone cannot guarantee ethical AI. Nature Machine Intelligence. 2019;1(11):501-507.

Mittlestadt B, Allo P, Tylko-Krauzewska A, Chakraborty A, Sharma S. The ethics of AI ethics: an evaluation of guidelines. Minds and Machines. 2020;30(1):99-120.

Morley J, Floridi L, Kinsey L, Elhalal A. From what to how: an overview of AI ethics tools, methods and research to translate principles into practices. Science and Engineering Ethics. 2020;26(4):2141-2168.

Nunes E, Boccato VRC, Gomes HE, de Souza JA. Artificial intelligence transparency, dependence and education in health. J Biomed Informat. 2020;102(103336):1-12.

Potter VR. Bioethics, the science of survival. Perspect Biol Med. 1971;14(1):127-153.

APÊNDICE

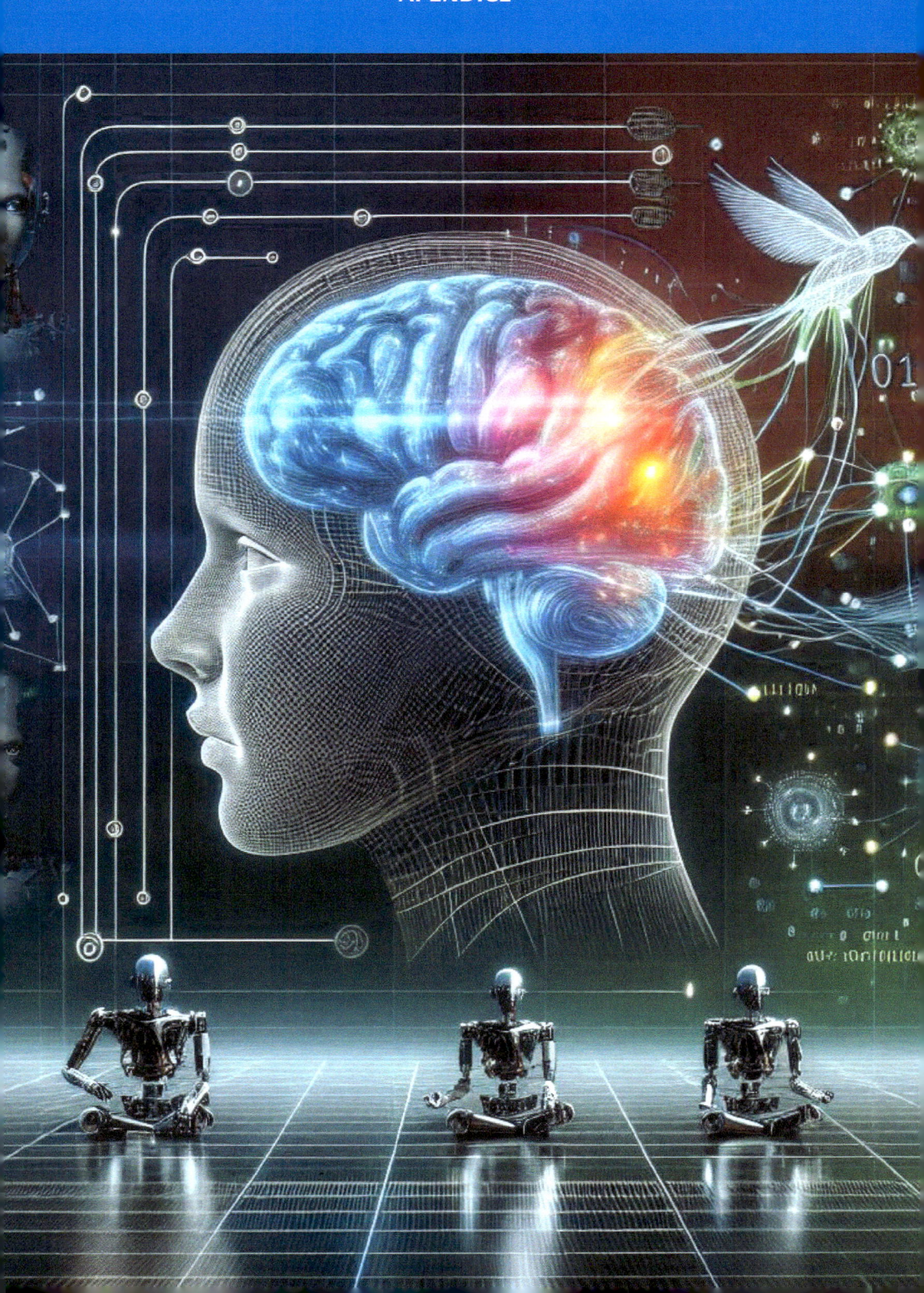

Nesse capítulo, apresentamos algumas sugestões de aplicativos e ferramentas para você explorar a inteligência artificial (IA) no contexto do dia a dia. Com esses recursos, você pode encontrar soluções em diversas áreas, fáceis e rápidas, usando algoritmos de IA que irão auxiliam no processo criativo.

A autora deste livro não tem nenhum conflito de interesse com as empresas citadas nesse apêndice e nem em quaisquer outros capítulos. Elas foram escolhidas apenas por sua relevância e qualidade, no entanto, como a IA é um campo dinâmico e em constante evolução, é possível que alguns dos *links* fornecidos neste apêndice não estejam mais funcionando no momento da leitura desse livro, embora tenham sido testados pela autora. Nesse caso, pedimos desculpas pelo inconveniente e sugerimos que você faça uma nova pesquisa na internet para encontrar outras alternativas e, se possível, comunique-nos o *link* a ser corrigido.

Algumas das ferramentas apresentadas neste apêndice são pagas, mas possuem versões gratuitas ou períodos de teste para que você possa experimentar o produto antes de decidir se quer investir nele. Vale a pena conferir as diferentes opções e comparar os recursos, preços e condições de cada uma. Esperamos que essas sugestões sejam úteis para você e que se divirta explorando a IA na criação de conteúdo para mídias sociais e em vários outros cenários do seu dia a dia.

Ferramentas para Criação de Conteúdo para Mídias Sociais

Nome do Aplicativo	Função	Endereço Web
Adobe Spark	Criação de vídeos e imagens	spark.adobe.com
Biteable	Criação de vídeos animados com IA	biteable.com
Buffer	Agendamento de postagens	buffer.com
Canva	Criação de *designs* gráficos	canva.com
Crello	Criação de conteúdo visual com IA	crello.com
Hootsuite	Gerenciamento de redes sociais	hootsuite.com
Later	Agendamento de postagens para Instagram	later.com
mLabs	Criação, agendamento de gerência de *posts*	mlabs.com.br
Lightroom	Edição profissional de fotos	lightroom.adobe.com
Lumen5	Criação automatizada de vídeos para redes sociais	lumen5.com
Over	Edição de imagens para redes sociais	madewithover.com
Planoly	Planejamento de conteúdo para Instagram	planoly.com
PosterMyWall	Criação de *designs* com IA para impressão e mídias sociais	postermywall.com
Promo.com	Criação de vídeos promocionais com IA	promo.com
Smartmockups	Geração de *mockups* com IA	smartmockups.com

(Continua)

Ferramentas para Criação de Conteúdo para Mídias Sociais *(Cont.)*

Nome do Aplicativo	Função	Endereço Web
Snapseed	Edição avançada de fotos	snapseed.online
Visme	Criação de infográficos e apresentações com IA	visme.co
VSCO	Edição de fotos e vídeos	vsco.co
Wave.video	Edição e criação automatizada de vídeos	wave.video
WordSwag	Geração automática de *designs* com texto	wordswag.co

Ferramentas para Geração de Imagens para Trabalhos

Nome do Aplicativo	Função	Endereço Web
Adobe Illustrator	Criação de ilustrações e gráficos vetoriais	adobe.com/products/illustrator
Artbreeder	Criação de imagens geradas por IA	artbreeder.com
Canva	Criação de *designs* gráficos	canva.com
Daz 3D	Modelagem 3D e criação de personagens com IA	daz3d.com
Deep Dream Generator	Criação de imagens com IA baseada em sonhos artificiais	deepdreamgenerator.com
DeepArt	Transformação de fotos em obras de arte com IA	deepart.io
Designhill AI	Geração de *designs* gráficos com IA	designhill.com/ai
Doodle Studio 95	Animações e ilustrações geradas por IA	doodle.studio
Dreamscope	Transformação de fotos com IA	dreamscopeapp.com
GIMP	Editor de imagens gratuito	gimp.org
Google Slides	Criação de apresentações colaborativas	slides.google.com
Infogram	Criação de gráficos e infográficos	infogram.com
Inkscape	Editor de gráficos vetoriais gratuito	inkscape.org
Microsoft PowerPoint	Criação de apresentações	office.microsoft.com/powerpoint
Neuralcam	Fotografia com aprimoramento de IA	neural.cam
PaintsChainer	Pintura automática de imagens com IA	paintschainer.preferred.tech
Piktochart	Criação de infográficos	piktochart.com
Pixlr	Editor de fotos *on-line*	pixlr.com
Prezi	Criação de apresentações dinâmicas	prezi.com
Runway ML	Geração de imagens e vídeos com IA	runwayml.com

Ferramentas para Administração de Consultórios

Nome do Aplicativo	Função	Endereço Web
Asana	Gestão de projetos e equipes	asana.com
Calendly	Agendamento de consultas	calendly.com
Clara Health	Assistente virtual para gerenciamento de consultas	clarahealth.com
Doctify	Plataforma de marcação de consultas com IA	doctify.co.uk
Doctolib	Gestão de consultas médicas	doctolib.com
HealthTensor	Plataforma de IA para análise de registros médicos	healthtensor.com
Infermedica	Triagem de pacientes com base em IA	infermedica.com
Medscape	Recursos médicos e ferramentas clínicas	medscape.com
Mendel Health	IA para análise e interpretação de prontuários médicos	mendel.ai
Microsoft Teams	Comunicação e colaboração de equipe	teams.microsoft.com
Nimblr.ai	Assistente virtual para agendamento de consultas	nimblr.ai
Olive AI	Automação de tarefas administrativas para consultórios	oliveai.com
PatientPop	*Marketing* e gerenciamento de consultórios com IA	patientpop.com
Practice Fusion	*Software* de registros médicos eletrônicos	practicefusion.com
Saykara	Assistente de documentação médica com IA	saykara.com
Slack	Comunicação e colaboração de equipe	slack.com
Trello	Gerenciamento de tarefas e projetos	trello.com
UpToDate	Recursos médicos e informações clínicas	uptodate.com
VisuWell	Plataforma de telemedicina com recursos de IA	visuwell.io
Zoho Clinic	Gestão de consultórios médicos	zoho.com/clinic

Aplicativos de IA para Realização de Pesquisas e Trabalhos Científicos

Nome do Aplicativo	Função	Endereço Web
Ada Health	Assistente de saúde com IA para diagnóstico	ada.com
Arterys	Análise de imagens médicas com IA	arterys.com
BenchSci	Plataforma de IA para descoberta de reagentes e pesquisa	benchsci.com
Elsevier	Ferramentas de IA para pesquisa e publicações científicas	elsevier.com
Enlitic	IA para análise de imagens médicas	enlitic.com
IBM Watson Health	Plataforma de IA para pesquisa médica	ibm.com/watson/health
Mendelian	IA para diagnóstico de doenças raras	mendelian.co
Meta	Plataforma de descoberta de conhecimento baseada em IA	meta.org
PathAI	Diagnóstico patológico assistido por IA	pathai.com
Semantic Scholar	Motor de busca de artigos científicos com IA	semanticscholar.org

Aplicativos de IA para Produção de Textos

Nome do Aplicativo	Função	Endereço Web
AI Writer	Geração de textos para *blogs* e artigos	ai-writer.com
ContentBot	Criação automática de conteúdo com IA	contentbot.ai
Conversion.ai	Geração de textos persuasivos e criativos	conversion.ai
Copy.ai	Geração de textos para *marketing*, *blogs* e mídias sociais	copy.ai
CopySmith	Geração de conteúdo com IA para *marketing* e *blogs*	copysmith.ai
Jarvis AI	Assistente virtual para escrita e geração de conteúdo	jarvis.ai
Rytr	Assistente de escrita para *marketing* e conteúdo *web*	rytr.me
Shortly AI	Assistente de escrita para geração de conteúdo	shortlyai.com
Writesonic	Geração de conteúdo com IA para *blogs*, anúncios etc.	writesonic.com

Aplicativos de IA para Escrita de *Ebooks* e Livros

Nome do Aplicativo	Função	Endereço Web
Atticus	Assistente de escrita para romances e ficção	atticus.io
BookAI	Assistente de escrita para autores e criadores de conteúdo	bookai.com
Bookflow	Plataforma de escrita com IA para autores	bookflow.pub
Ghostwriter AI	Assistente de escrita para criação de conteúdo	ghostwriter.ai
Novelize	Plataforma de escrita e organização de livros com IA	novelize.com
Reedsy Book Editor	Ferramenta de escrita colaborativa para autores	reedsy.com/write-a-book
Scrivener	*Software* de escrita para autores e roteiristas	literatureandlatte.com/scrivener/overview
Squibler	Assistente de escrita para autores e criação de *ebooks*	squibler.io
Ulysses	Aplicativo de escrita para autores e redatores	ulysses.app
WriteUp	Ferramenta de escrita com IA para livros e conteúdo	writeup.ai

Aplicativos de IA para Cirurgiões

Nome da Ferramenta	Função	Endereço Web
3D Systems Simbionix	Simuladores de treinamento cirúrgico	3dsystems.com/simbionix
Canfield Scientific	Análise 3D de imagens para planejamento cirúrgico	canfieldsci.com
Crisalix	Simulação 3D de resultados de procedimentos estéticos	crisalix.com
ePreop	Plataforma de otimização pré-operatória	epreop.com
Symplast	*Software* de gestão e comunicação para cirurgiões plásticos	symplast.com
Tissue Analytics	Plataforma de análise de feridas e cicatrizes	tissue-analytics.com
Touch Surgery	Simulação de procedimentos cirúrgicos	touchsurgery.com

Aplicativos de IA para Utilizar o WhatsApp no Dia a Dia do Consultório

Nome da Ferramenta	Função	Endereço Web
Clinio	Integração do WhatsApp para comunicação com pacientes	clinio.com.br
HealthBit	Integração do WhatsApp para envio de lembretes e comunicação com pacientes	healthbit.com.br
Mediante	Sistema de gestão para consultórios com integração do WhatsApp	mediente.com
Salut	Integração do WhatsApp para envio de resultados e lembretes aos pacientes	salut.com.br
Wafer	Plataforma de gestão de consultas e atendimento via WhatsApp	wafer.com.br
Wappo	Automação de mensagens e agendamento de consultas	wappo.com.br
Watt	Plataforma de comunicação e agendamento via WhatsApp para profissionais de saúde	watt.io

Aplicativos de IA para Vídeos (Criação, Edição, Avatares)

Nome da Ferramenta	Função	Endereço Web
Animaker	Criação de vídeos animados automatizados com IA	animaker.com
Avaaz AI	Ferramenta de IA para criação e personalização de avatares digitais	avaaz.ai
Brightcove	Análise de desempenho e personalização de vídeos com IA	brightcove.com
CereProc	Síntese de voz para narração de vídeos utilizando IA	cereproc.com
Clipchamp	Editor de vídeo com recursos de IA para otimização	clipchamp.com
Cloudinary	Otimização de vídeos e entrega rápida com IA	cloudinary.com
Cognitiveseo	Análise de desempenho de vídeos *on-line* utilizando IA	cognitiveseo.com
DeepBrain AI	Ferramenta de IA para análise e otimização de conteúdo em vídeos	deepbrain.ai
Deepgram	Transcrição automática de áudio em vídeos utilizando IA	deepgram.com
Doodly	Ferramenta de criação de vídeos animados utilizando IA	doodly.com
Droplr	Compartilhamento e edição de vídeos com IA	droplr.com
JW Player	Hospedagem de vídeos com análise de engajamento utilizando IA	jwplayer.com
Kaltura	Gerenciamento e análise de vídeos corporativos com IA	corp.kaltura.com

(Continua)

Aplicativos de IA para Vídeos (Criação, Edição, Avatares) *(Cont.)*

Nome da Ferramenta	Função	Endereço Web
Lumen5	Criação de vídeos automatizados com IA	lumen5.com
Magisto	Edição automática de vídeos utilizando IA	magisto.com
Momento360	Criação de experiências imersivas em vídeos 360 graus com IA	momento360.com
Pictory	Plataforma de criação de vídeos com IA para narrativa visual	pictory.ai
Plotagon	Criação de animações de vídeo com avatares utilizando IA	plotagon.com
Powtoon	Criação de vídeos animados com IA para narração e animações	powtoon.com
Sonix	Transcrição de áudio em texto para vídeos utilizando IA	sonix.ai
Speechmatics	Transcrição e legendagem de vídeos com IA	speechmatics.com
Synthesia	Criação de vídeos com avatares digitais utilizando IA	synthesia.io
Trint	Transcrição de áudio em texto para vídeos utilizando IA	trint.com
TwentyThree	Hospedagem de vídeos com análise e *insights* baseados em IA	twentythree.net
Valossa	Análise de conteúdo em vídeos e metadados utilizando IA	valossa.com
Veritone	Indexação e análise de conteúdo em vídeos com IA	veritone.com
Vidalytics	Análise de métricas e otimização de conversões em vídeos utilizando IA	vidalytics.com
Vidello	Hospedagem e análise de vídeos online com IA	vidello.com
VideoLeap	Editor de vídeo com recursos de IA para melhorias e efeitos	videoleapapp.com
VidIQ	Otimização de vídeos no YouTube e análise de concorrência com IA	vidiq.com
Vidnami	Criação de vídeos com IA para adicionar voz e texto	vidnami.com
Vidooly	Análise de desempenho e monetização de vídeos utilizando IA	vidooly.com
Vidyard	Análise de vídeos e *insights* utilizando IA	vidyard.com
Vyond	Plataforma de criação de vídeos animados com IA	vyond.com
Wave.video	Edição de vídeos com recursos de IA para otimização	wave.video
Wavefront	Análise em tempo real de vídeos utilizando IA	wavefront.com
Wibbitz	Criação de vídeos a partir de textos usando IA	wibbitz.com
Ziotag	Indexação automática de vídeos utilizando IA	ziotag.com

ÍNDICE REMISSIVO

Entradas acompanhadas por um **q** em negrito indicam figuras quadros.

A
Abordagem
   conexionista, 12
   simbólica, 12
AI for Good, 17
Álgebra booleana, 10
Apêndice, 113-119
Asimov
   leis da robótica de, **46q**
Assistentes
   virtuais, 22
Autômatos inteligentes
   sonho de, 9

B
Bernoulli
   números de, 10
Bill Gates, 16
Bioética
   e IA na saúde, 86
Biotecnologia, 24

C
CADUCEUS, 54
ChatGPT
   e suas aplicações, 77
      como assistente para medicina, 81
      definição, 77
      funcionalidades do, 79
         aplicativos que utilizam o, 79
      história da criação, 77
Cirurgia plástica
   IA na, 4
Computação
   quântica, 24

D
Dendral
   sistema, 36
Desafios éticos e regulatórios
   da IA, 85
      na medicina, 89
         autonomia e consentimento, 93
         confiabilidade e validade, 90
         equidade e justiça, 92
         privacidade de dados, 89
         responsabilidade
            e prestação de contas, 91
         transparência e explicabilidade, 93

E
Elon Musk, 17
Ética
   e moral, 29
      autonomia, 30
      desafios e oportunidades, 29, **31q**
      direitos humanos, 29
      e a IA, 29
      questões, 29
      responsabilidade, 30
         atribuição da, 30
      resumos, **30q**
      valores, 29

G
Guia prático
   para médicos que querem inovar no seu consultório
      utilizando a IA, 61
         atendimento aos pacientes, 61
         organização do consultório, 61
         pesquisa e inovação, 63

H
Homeostat, 3
   objetivo do, 4

I
Implantes
   cibernéticos, 24
Inteligência artificial (IA)
   definição da, 9
   desafios éticos e regulatórios da
      uma análise crítica, 85

bioética, 86
  quatro princípios da, **86q**
  desafios éticos, 89
  na medicina, 87
  principais aplicações e benefícios, 87
  principais regulamentações, 94
diagnóstico assistido por, 53
  panorama das aplicações, 53
    ferramentas, 53
    integração com sistemas de saúde, 55
    melhora na precisão e velocidade, 55
    tipos de aprendizado, **54q**
    viés e limitações, 56
e mídias digitais, 67
evolução da
  e sua crescente influência na sociedade, 3
    visão geral da aplicabilidade na medicina, 4, 5
    no Brasil, 5
história da
  da mitologia à ciência
    sonho que se tornou realidade, 9
      autômatos inteligentes, 9
      evolução da, 11
        machine learning, 14
      na atualidade, 16
      nascimento da, 10
      pioneiros da, 14
      primórdios da, 15
na medicina, 35
  primeiros passos
    estudos de casos iniciais
      e contribuições, 38
        sistema de apoio, 38, **39q**
        sistema de processamento de imagens, 39
        sistema de processamento de linguagem, 41
        sistemas de processos de sinais, 41
      panorama histórico e atual da IA em diagnósticos e tratamentos, 35
        fase conexionista, 36
        fase híbrida, 37
        fase simbólica, 35
para otimizar a prática médica
  um guia prático, 61
superinteligente (IAS), 24
tipos de, **88q**
uma revolução em curso, 21
  desafios e críticas, 23
  do aprendizado de máquina, 21
  futuro da, 24
  sumário de termos importantes, **22q**

L

Limitações
  e riscos, 101
    a humanidade e seus medos, 101
    dependência da IA, 103
    não existe ciência má apenas usos maus da, 104
    riscos potenciais da IA, 102

M

Machine learning, 14
  aprendizado, 14
  tipos principais, 14
Máquina
  aprendizado de, 21
    fontes de inspiração, 21
    termos importantes, **22q**
Máquinas pensantes
  conceito de, 3
Medicina
  do amanhã, 3
  preventiva
    IA na, 5, 35, 87
Microsoft, 16
  Copilot, 17
Mídias digitais
  e IA, 67
    cibridismo
      sua importância para os médicos, 71
    ferramentas para mídias digitais, 72
    história, 68, **69q**
    importância de o médico inserir-se no ambiente virtual, 72
    Pierre Lévi
      e sua importância na filosofia do ambiente virtual, 67
    principais mídias e cronologia de suas criações, **70q-71q**

N

NeuroMate
  robô, 46
Neurônios artificiais, 13
  funcionamento dos, **13q**
Números
  de Bernoulli, 10

O

OpenAI
  organização, 16